家庭医生 医学科普系列丛书

男性不育

看名医

广东省医学会、《中国家庭医生》杂志社

组织编写

主　编：邓春华

副主编：刘闽军　高勇

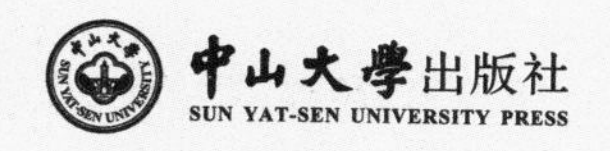

·广州·

图书在版编目（CIP）数据

男性不育看名医 / 邓春华主编；刘闽军，高勇副主编 .—广州 : 中山大学出版社，2017.7
（家庭医生医学科普系列丛书）
ISBN 978-7-306-06073-0

Ⅰ.①男… Ⅱ.①邓… Ⅲ.①男性不育—防治 Ⅳ.① R698

中国版本图书馆 CIP 数据核字 (2017) 第 136125 号

NANXINGBUYU KAN MINGYI

出 版 人：徐 劲
策划编辑：鲁佳慧
责任编辑：鲁佳慧
封面摄影：肖艳辉
封面设计：陈 媛
装帧设计：肖艳辉
责任校对：谢贞静
出版发行：中山大学出版社
电　　话：编辑部 020－84110283，84111996，84111997，84113349
　　　　　发行部 020－84111998，84111981，84111160
地　　址：广州市新港西路 135 号
邮　　编：510275　　传真：020－84036565
网　　址：http://www.zsup.com.cn　　E-mail: zdcbs@mail.sysu.edu.cn
印 刷 者：佛山市浩文彩色印刷有限公司
规　　格：889mm×1194mm　1/24　7.5 印张　150 千字
版次印次：2017 年 7 月第 1 版　2017 年 7 月第 1 次印刷
定　　价：28.00 元

序

姚志彬 | 广东省政协副主席
广东省医学会会长

健康是人生的最根本大事。

没有健康就没有小康，健康中国，已经成为国家战略。

2015年李克强总理的政府工作报告和党的十八届五中全会都对健康中国建设进行了部署和强调。

随着近年工业化、城镇化和人口老龄化进程加快，健康成为人们最关注的问题之一，而慢性病成为人民健康的头号“公敌”，越来越多的人受其困扰。

国家卫生和计划生育委员会披露：目前中国已确诊的慢性病患者近3亿人。这就意味着，在拥有超过13亿人口的中国，几乎家家有慢性病患者。如此庞大的群体，如此难题，是医疗机构不能承受之重。

慢性病，一般起病隐匿，积累成疾，一旦罹患，病情迁延不愈。应对慢性病，除求医问药外，更需要患者从日常膳食、运动方式入手，坚持规范治疗、自我监测、身心调理。这在客观上需要患者及其家属、需要全社会更多地了解慢性病，掌握相关知识，树立科学态度，配合医生治疗，自救与他救相结合。

然而，真实的情况并不乐观。2013年中国居民健康素养调查结果显示，我国居民的健康素养总体水平远低于发达国家，尤其缺乏慢性病的防治知识。因此，加强慢性病防治知识的普及工作，刻不容缓。

与此同时，随着互联网、微信、微博等传播方式的增加，健康舆论市场沸沸扬扬、泥沙俱下，充斥着大量似是而非的医学信息，伪科普、伪养生大行其道。人们亟待权威的声音，拨乱反正，澄讹传之误，解健康之惑，祛疾患之忧。

因此，家庭医生医学科普系列丛书应时而出。

该丛书由广东省医学会与《中国家庭医生》杂志社组织编写。内容涵盖人们普遍关注的诸多慢性病病种，一病一册，图文并茂，通俗易懂，有的放矢，未病先防，已病防变，愈后防复发。

本系列丛书，每一册的主编皆为岭南名医，都是在其各自领域临床一线专研精深、经验丰富的知名教授。他们中，有中华医学会专科分会主任委员，有国家重点学科学术带头人，有中央保健专家。名医讲病，倾其多年经验，诊治心要尤为难得，读其书如同延请名医得其指点。名医一号难求，该丛书的编写，补此缺憾，以惠及更多病患。

广东省医学会汇集了一大批知名专家教授。《中国家庭医生》杂志社在医学科普领域成就斐然，月发行量连续30年过百万册，在全国健康类媒体中首屈一指，获得包括国家期刊奖、新中国60年有影响力的期刊奖、中国出版政府奖等众多国家级大奖。

名医名刊联手，致力于大众健康事业，幸甚！

2016年4月

前　言

邓春华　中山大学附属第一医院男科主任，教授，博士研究生导师
中华医学会男科学分会候任主任委员

流行病学调查显示，不孕不育原因中，男方因素大约占了一半。标志男性生育能力最关键的指标——精子质量正在不断下降。在过去的数十年间，男性精子浓度和数量呈现不断下降的态势，以至于世界卫生组织颁布的“精子质量合格线”也因此一降再降。1980 年，正常精液的密度标准是每毫升精液里有 6000 万个精子。到 2010 年，这一合格线是 1500 万个，已是 30 年前的四分之一。

少精子症、弱精子症、畸形精子症、无精子症、精子 DNA 碎片率高、精液液化不良、精子顶体功能异常等精子问题，越来越普遍，也成为压垮男性生育力的一座座大山。不能生育，对家庭的打击和伤害是不言而喻的，甚至可能造成难以弥补的终生遗憾。

当然，影响男性生殖的环节很多，内分泌调节、睾丸、附睾、性功能等任何一个环节出问题，都可能会造成男性不育。

尽管男性生育能力遭遇到前所未有的严峻挑战，但国人的生育需求却依然旺盛，甚至可以说更加强烈。尤其是国家二孩政策全面放开后，许多已生育过一个孩子的大龄男性又重新加入到成就“爸业”的行列中。但这同时

也使得更多的不育问题浮出水面，因为年龄因素会对精子质量造成明显影响，使得大龄或高龄男性不育问题更加突出和尖锐。

男性不育的治疗，最基本的方法是通过生活方式的调整来改善精子质量，或通过药物、手术等方式，争取自然受孕。因为，越自然的受孕方式，越符合自然规律，生育的后代越健康。而辅助生殖则通常是这些治疗方式难以奏效时不得已而为之。但由于部分医疗机构出于对高额利润的追逐，以及社会上各种误导性的宣传，以至于本末倒置，辅助生殖不规范及被滥用的趋势令人担忧。

有鉴于男性不育诊治领域乱象丛生，亟待规范，同时也为了让广大民众对男性不育问题有更深入的认知，我们编写了本书。书中对导致男性不育的各种原因、相关检查、治疗方式进行了详尽介绍，并为男方生育备孕提供了更科学的生活指导。

本书若能因此给备受困扰的不育家庭带来更多的帮助和希望，则笔者甚感欣慰。

本书适合备孕夫妇、不孕不育夫妇，以及从事不育症诊疗的基层医疗机构医务人员参考阅读。

目录 CONTENTS

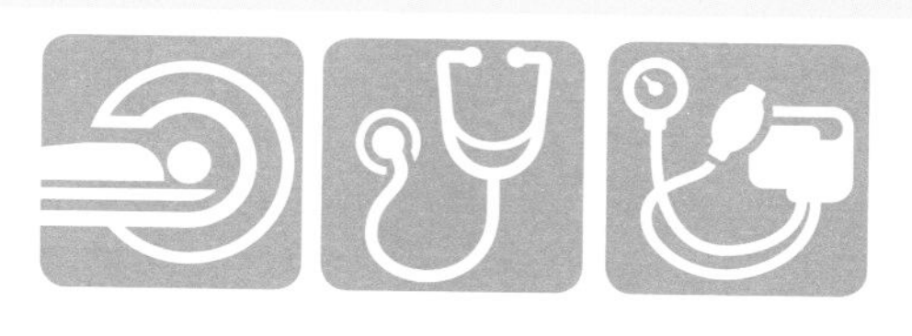

目录 CONTENTS

基础篇二　不育的检查

治疗篇　不育的治疗

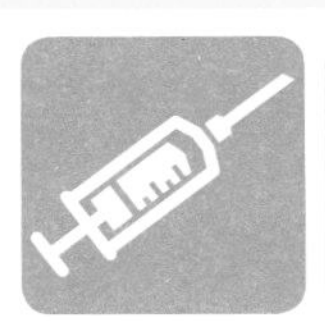
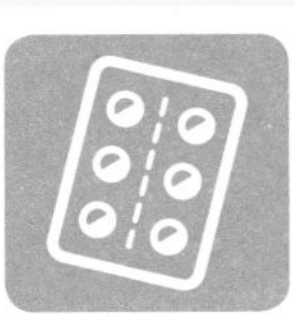

目录 CONTENTS

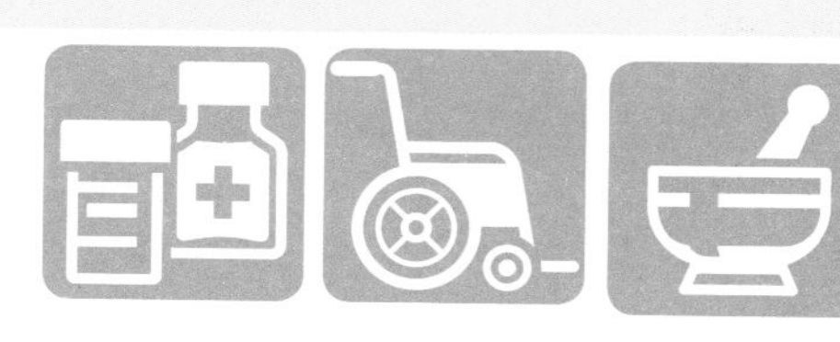

目录 CONTENTS

目录

聪明就医篇　最高效看病流程

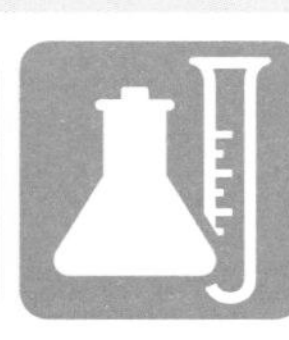

名医访谈

男性不育，“爸业”可成

采访者:《中国家庭医生》杂志社

受访者: 邓春华(中华医学会男科学分会候任主任委员,广东省优生优育协会专家委员会副主任,中山大学附属第一医院教授,主任医师,男科主任,博士生导师)

男科不育是困扰很多家庭的一大“男”题,邓教授从 20 世纪 90 年代攻读博士学位时,便超前地意识到这个学科大有可为,坚定选择了这个细分学科作为未来的方向。近 30 年来,邓教授一直从事男性不育的研究和各种新技术的开展,尤其是新的诊断技术和新的手术治疗。在他的医疗生涯中,一个个鲜活的病例,连成一部男科技术的“编年史”。

精索静脉曲张被称为“男性不育第一症”。20 世纪 90 年代,邓教授对其手术方式进行了多项改良,成效显著。曾有位患者,双侧精索静脉曲张,睾丸萎缩,没有精子。这种情况在传统观念中是“不治之症”。后来邓教授仔细分析病情后,判定精索静脉曲张是其最主要的原因,然后为其进行了手术。术后 3~6 个月还是无精子。术后 8 个月再去检查,在显微镜下居然发现有了少量精子。转机初现! 在这基础上,邓教授又继续为其进行药物治疗。术后 11 个月时,患者的妻子怀孕了!

还有一位男性患者，从 32 岁到 38 岁一直进行不育治疗，辗转各家医院，花了几十万，做了多次"试管婴儿"，把钱花光了，最后还是没能生育。后来，患者夫妇抱着试一试的心态，来到中山大学附属第一医院男科门诊。邓教授发现患者存在重度精索静脉曲张，睾丸明显萎缩，于是为他做了手术，仅花了 2900 元，8 个月后，患者传来喜讯。

不过，邓教授话锋一转告诫道："当然，有些精索静脉曲张与生育有关，有些则并非不育的主要原因，因此需要科学对待。在治疗方法和手术方法选择上，应该根据具体情况，实施个体化方案，不能一味地追求'微创''显微'手术或一些被吹嘘得天花乱坠的'新'技术。新技术也要进行冷思考，不要一窝蜂上，不要盲目向患者宣扬新技术。技术无论新旧，适合患者的才是好技术！医生应该永远把患者的利益放在第一位。"

后来，邓教授开始关注输精管道梗阻性无精子症。那时，男科的显微外科技术尚未发展起来。早期，邓教授带领其团队，在放大镜下进行输精管、附睾管梗阻手术。一些当年被认为不可能生育的梗阻性无精子症患者术后成功生育，这让邓教授团队信心大振。此后，邓教授不断改进医疗技术，成功率越来越高，并与涂响安、孙祥宙教授一起，将其经验总结编写成了国内第一部《显微男科手术学》。

而射精管梗阻也是导致男性不育的另一个原因。但这个手术难度较高，稍有不慎就可能导致尿失禁及直肠损伤，所以开展较为谨慎。邓教授所在的团队报道了国内第一例射精管口切开后患者出现精子并使女方怀孕成功的病例。那是一个前列腺炎患者，在东北一间民营医院做热疗，结果把射精管烧得堵上了，尿道也变得狭窄。患者辗转河北、天津、吉林、北京之后，来到中山大学附属第一医院。邓教授为其做完手术使射精管复通半年后，患者妻子成功怀孕。有了成功案例，射精管梗阻手术便在全国各地陆续推广。之后，又开展了精囊镜诊治的相关技术。

"没精子"也能生孩子，睾丸和附睾穿刺取精子，结合试管婴儿技术，这也是该医院在20世纪90年代在国内率先开展的。

后来，中山大学附属第一医院男科团队将上述"无精子症诊断与治疗系列新技术"总结和推广应用，获得了"广东省科技进步二等奖"。

近年来，邓教授带领中山大学的男科团队，将目光放在了干细胞技术上。邓教授坦言，虽然显微取精技术日新月异，但还是有部分患者取不到精子，无法进行试管婴儿辅助生殖。在与中山大学干细胞与组织工程研究中心合作的一项研究中发现，将一种睾丸组织来源的干细胞注射到老鼠睾丸中，生殖内分泌和生精功能明显提高。"以后若能将这些实验室的成果转化到临床应用，男性生殖技术就可以更上一层楼。"谈到这里，邓教授眼神中流露出掩饰不住的兴奋。

总之，邓教授表示，通过改善生活方式，结合药物、手术、辅助生殖技术这三大手段，大多数不育的男性都可以成就"爸业"。

此外，师从邓春华教授，从事男科临床工作十余年，在诊治男性不育症领域经验丰富的高勇医生（中山大学附属第一医院，男科主治医师，硕士研究生导师）也充分肯定了科普的重要性。一本好的科普书，对老百姓的帮助可能远远超过学术论文。

高勇医生表示，疾病来源于生活，改变生活方式才能战胜疾病。吸烟、酗酒、熬夜晚睡等不良生活习惯，是造成男性精子质量变差和性功能障碍的常见病因。指导男性不育患者建立良好的生活习惯，能使患者正确理解疾病，缓解心理压力，让他们了解不同的检查治疗方法和看病技巧，作出正确选择，少走弯路，尽快康复。这也正是科普的重要意义之所在。同时，高勇医生也希望通过科普，指导基层医疗机构的医务人员掌握男性不育症的诊疗方法，以帮助更多的男性不育患者。

自测题

1. 夫妇未采取任何避孕措施，正常性生活（　　）以上未孕，并且不孕原因是由男方因素造成的，称为男性不育症。

A. 3 个月

B. 6 个月

C. 12 个月

2. 男性不育的原因中（　　）位居榜首。

A. 精子异常

B. 性功能障碍

C. 基因突变

3. （　　）检查是评估男性生育力最重要的依据。

A. 性功能

B. 精液

C. 生殖器官

4. 如果能够正常射精，进行精液检查时，以下取精方式中最好的是（　　）。

A. 手淫

B. 阴道性交射在避孕套里

C. 阴道性交体外射精搜集

5. 治疗男性不育，首选（　　）。

A. 生育指导、药物治疗、手术治疗达到自然怀孕

B. 人工授精

C. 试管婴儿

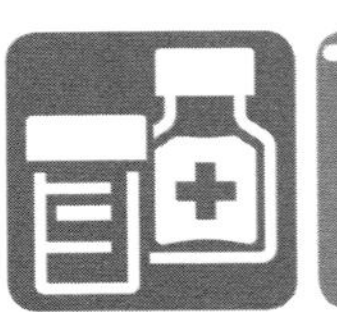

6. “试管婴儿”（　　）。

A. 是在试管里长大的婴儿

B. 是体外受精与胚胎移植技术的俗称

C. 比自然受孕出生的婴儿更健康

7. 在（　　）过性生活，女性怀孕的机会更大。

A. 月经刚干净时

B. 月经来临前一两天

C. 排卵期

8. 打算生育的男性，最好提前（　　）就开始调整生活习惯、科学合理饮食和脱离有害环境。

A. 3~6 天

B. 3~6 周

C. 3~6 个月

9. 男科不育就诊，最好看（　　）科。

A. 生殖男科或泌尿外

B. 内分泌

C. 妇产

10. 男性不育检查时，（　　）。

A. 查男方就行了

B. 查女方就行了

C. 男女都要查

参考答案：

1.C　2.A　3.B　4.A　5.A

6.B　7.C　8.C　9.A　10.C

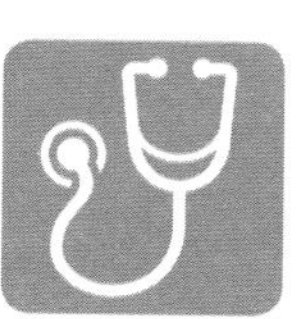

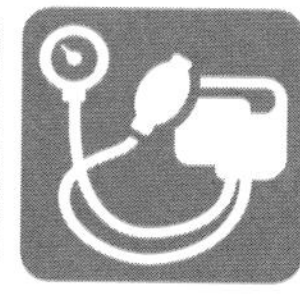

不育的病因

基础篇一

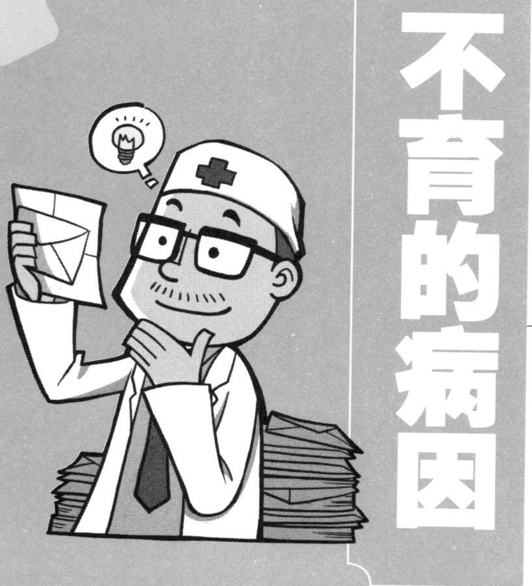

PART 1 男性不育症的定义及概况

首先，让我们来看看“造人”是怎样的一个过程。

① 排出的卵子进入输卵管。

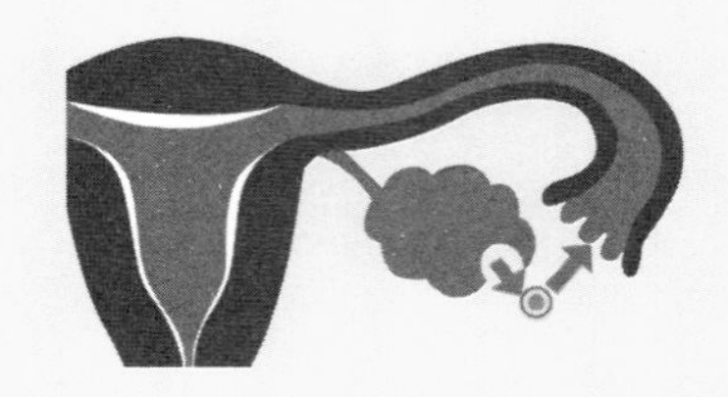

② 通过性生活，精子进入子宫。

③ 精子游向输卵管。

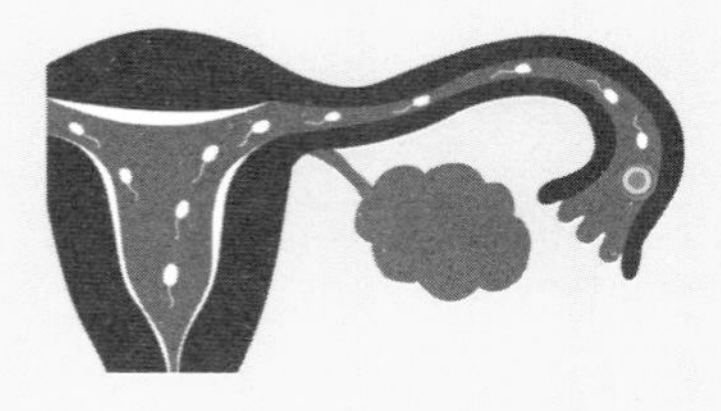

④ 在输卵管受精。

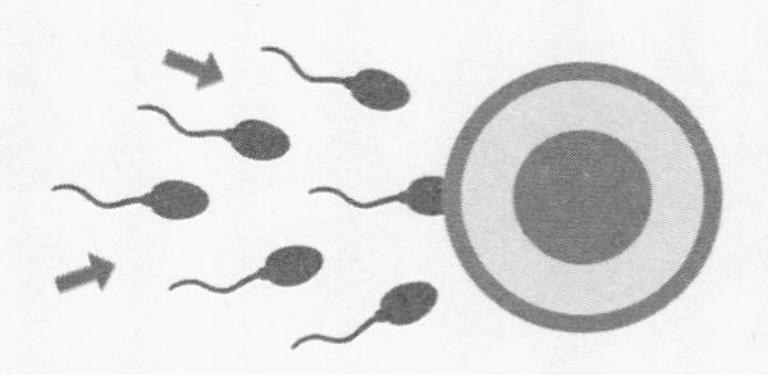

⑤ 受精卵不断进行细胞分裂，进入子宫。

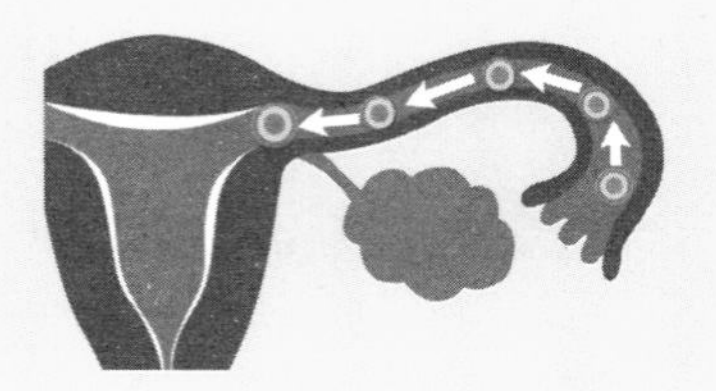

⑥ 受精卵在子宫内膜着床。

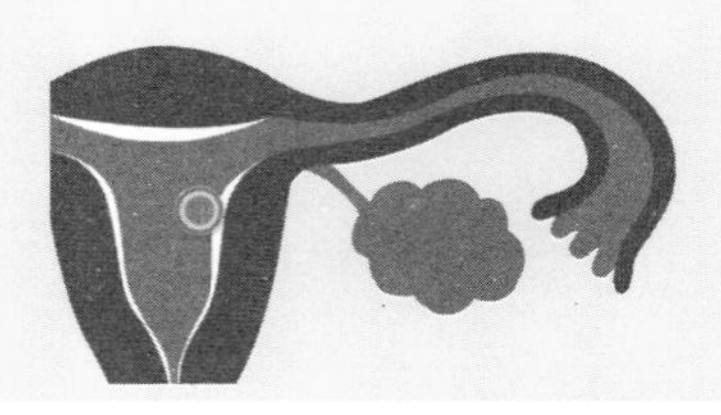

据统计，夫妇婚后不避孕，3 个月内约 50% 可怀孕，6 个月内怀孕率可达 72%，1 年内 80%~85% 可怀孕。根据世界卫生组织（WHO）2000 年对男性不育症的表述，夫妇未采取任何避孕措施，正常性生活 12 个月以上未孕，并且不孕原因是由男方因素造成的，称为男性不育症。

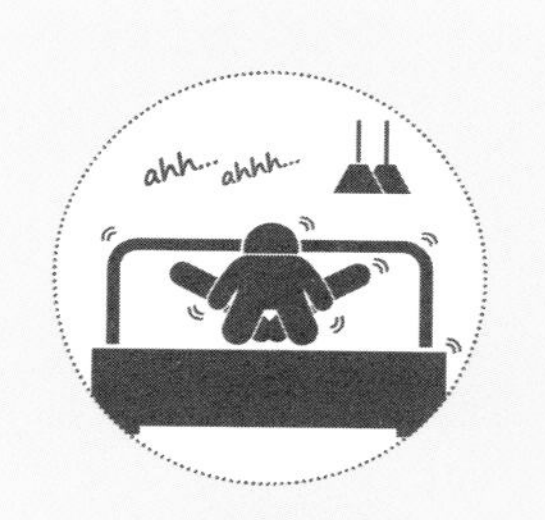

1.未采取避孕措施。

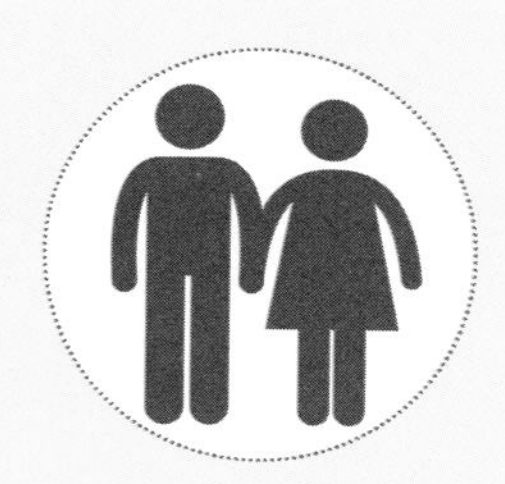
2.正常性生活12个月以上未孕。

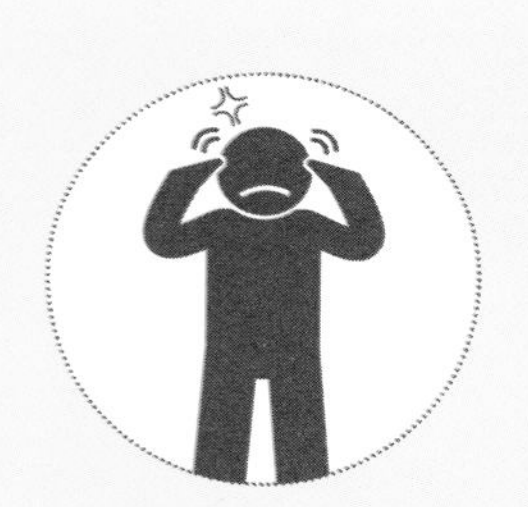
3.不孕原因在男方。

定义男性不育三要素

流行病学调查显示，不孕不育原因中男方因素占 50% 左右。标志男性生育能力最关键的指标——精子质量正在不断下降，在过去的半个世纪，男性精子数减少了 40%。男性不育症可分为原发性不育症和继发性不育症两种。这点在临床上很重要。原发性不育者从来没有让女性伴侣怀孕过，而继发性不育者曾使女性伴侣（可以不是现在配偶）怀孕过，与怀孕结局（如自然流产、人工流产等）无关。

男性生殖环节很多，主要由以下组成：

（1）男性生殖系统的内分泌调节。

（2）精子在睾丸中产生。

（3）精子在附睾中成熟。

（4）精子从男性生殖道排出到女性生殖道内。

（5）精子在女性输卵管内与卵子结合受精等。

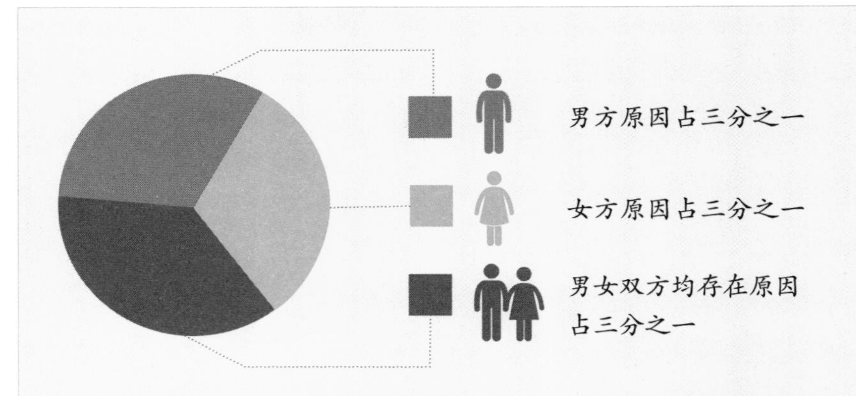

据WHO调查,按全球人口推算,不育夫妇高达8000万对左右,并以每年200万对的速度递增。资料显示,我国育龄夫妇不育的发生率为12.5%,且呈不断递增的趋势。在不育原因中,男、女方原因各占三分之一,另三分之一则是男女双方均存在原因。

任何疾病或因素干扰了男性生殖的上述环节,均可造成男性不育。因此,男性不育症不是一种独立的疾病,而是由某一种或很多种疾病与因素造成的结果。

男性不育症主要病因是精子异常和精子传送障碍。

精子异常包括精子的数量和质量异常,其原因在于睾丸精子生成障碍、精子输送障碍和各种不利因素造成的精子数量和质量的异常,例如少精子症、弱精子症、畸形精子症和无精子症。

精子传送障碍则是由于严重的勃起功能障碍(俗称阳痿)、早泄、射精困难等男性性功能障碍,使得精子不能进入到女性的生殖道内。

总之,男性不育的原因,精子问题和性功能障碍最为常见。

男性不育常见原因之一:精子异常

精子异常主要包括少精子症、弱精子症、畸形精子症和无精子症。

少精子症就是精子密度太低或总数太少；弱精子症最常见，就是精子活动力差；畸形精子症就是形态不正常的精子太多，正常形态精子所占的比例太低，这反映了精子整体的受精能力偏差；无精子症就是射出的精液中找不到精子。

还有一些不育患者存在精子顶体反应异常、精子 DNA 碎片率过高等问题，精子顶体反应异常表明精子穿透卵子的能力差，精子 DNA 碎片率过高不仅会降低精子受精能力，还可能造成受精后的胚胎质量差，容易出现胚胎停育和流产。

男性不育常见原因之二：性功能障碍

严重的性功能障碍会造成男方不能把精液射入女方阴道，也就不能自然怀孕了。性功能障碍包括以下几种：

勃起功能障碍，俗称阳痿，表现为阴茎勃起困难或不坚硬，很难插入女方阴道完成性交，就更谈不上在女方阴道内射精了。

严重的早泄患者会在阴茎插入女方阴道前就射精，不能把精液射入女方阴道。

性交时射精困难的患者，经常是由于过度手淫，习惯了在手淫的刺激下射精，而不能在阴道内性交时射精，不能把精液射入女方阴道。

逆行射精的患者，射精时精液没有向前经尿道射出体外，而是向后射到了膀胱或后尿道，表现为在射精时有射精的感觉但是没有精液射出，检查发现射完精排尿时会排出一些精子。

性欲过低的患者，由于性生活过少，也很难自然怀孕。

除了精子异常和性功能障碍等两大类常见原因外，男性不育还可能与一些疾病有关，如染色体异常、夫妇双方携带地中海贫血基因突变等，这些可能会造成女方复发性流产或胎儿异常，最终导致无法生育宝宝。

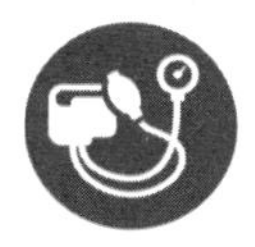

哪些疾病易致**男性不育**

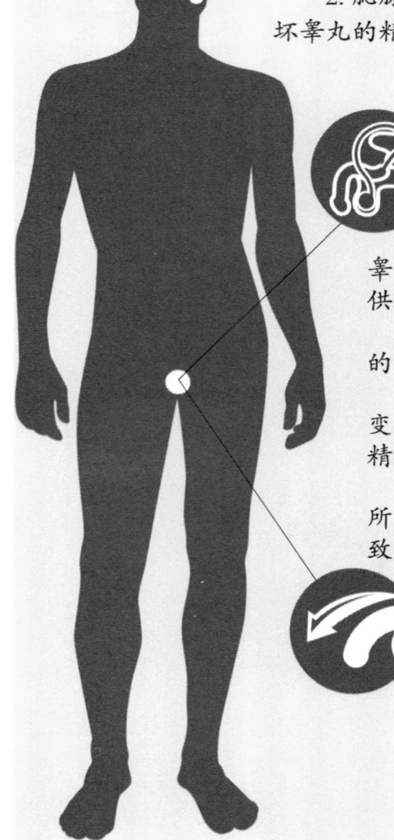

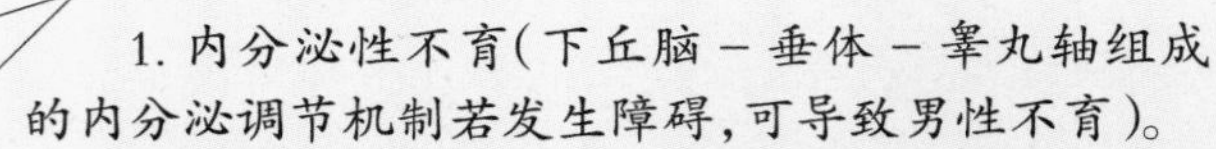

第三类：其他

1. 内分泌性不育（下丘脑－垂体－睾丸轴组成的内分泌调节机制若发生障碍，可导致男性不育）。

2. 腮腺炎（流行性腮腺炎病毒到达小儿睾丸，破坏睾丸的精原细胞，导致生精障碍）。

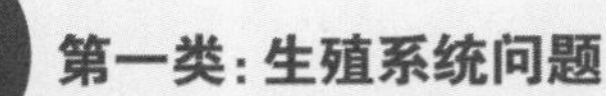

第一类：生殖系统问题

1. 精索静脉曲张（引起血流淤滞，影响睾丸的血液循环，造成睾丸缺乏营养供应和供氧，最终影响精子的产生）。

2. 附睾炎（切断精子的给养，降低精子的活动能力，堵截精子的行走通道）。

3. 精囊炎（可致精液数量减少、质量改变；大量精液从阴道流出，减少受孕机会；使精子活力不足，导致精液质量下降）。

4. 隐睾（对于双侧隐睾患者，由于睾丸所处环境温度升高，可阻碍精子的产生，导致不育）。

第二类：性功能障碍

1. 勃起功能障碍（严重勃起功能障碍，阴茎无法进入阴道，更谈不上生育）。

2. 射精功能障碍（不射精、逆行射精、严重早泄均可直接造成不育）。

PART 2
精子异常导致的不育

从表面看，来源于男性睾丸的精子娇小稚弱（其平均长度不过50~60微米，头部只有尾巴长度的十分之一，形似一只头大尾细的小蝌蚪），但十分顽强、活泼、好动，拥有相当大的能量。它的头呈卵圆形，人类的遗传因子就藏在精子头部的细胞核内。此外，头部还贮存着供精子运动的能量以及溶解其他组织的酶，为其前进开辟道路。其中有一种酶特别厉害，能够穿透包围着卵子坚硬的壳，让精子进入卵细胞并与之结合，形成一个受精卵，这就是新生命的开始。

至于精子的细长尾巴，则是精子前进的动力来源，如同蝌蚪的尾巴，以快速的摆动促使精子游动。一般说来，精子要经过艰难曲折的道路才能寻找到理想的卵子，并与之结合。故在这个寻卵过程中要大量“损兵折将”，数千万精子中只有一个最强壮、最幸运的精子最终如愿以偿。因此，男性睾丸组织要产生大量的精子作为后备军，此乃男子生育的前提，也是医生要检查不育男子精液质量的原因所在。

精子产生于睾丸内，通过输精管道的向外排出，最终通过性交和射精，以精液的形式排放到女性阴道内。因此，精液包含精浆和精子两部分，精浆构成了精子生存的主要环境，含有各种营养成分，对精子的许多特性有直接影响，精子与精浆的关系，就如同鱼和水的关系一样，精子仅占精液的很小一部分。

成年男性如果想要了解自己的生育能力，最简单的方法就是做精液检查。

虽然男性不育的病因繁多，诊断也较复杂，但临床上最常见的，还是少精子症和弱精子症。

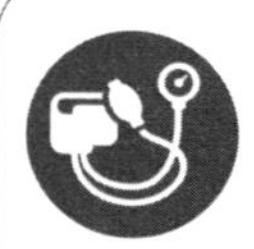

男性不育，**来自精子的原因**

其他兄弟呢？

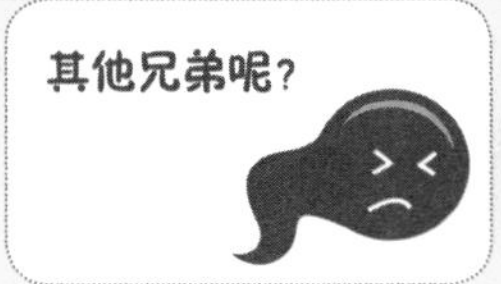

1. 少精子症（精子密度过低，同时总精子数过少，想要获得自然生育能力就很困难）。

游不动了……

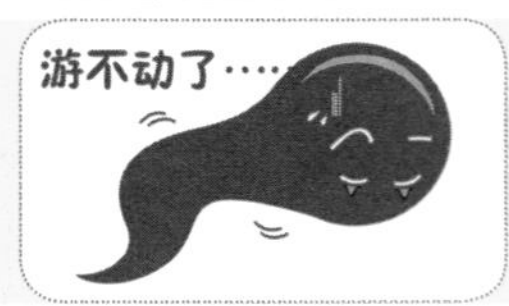

2. 弱精子症（活动能力低下的精子，往往难以穿越女性生殖道内的各种障碍进入卵子内）。

为什么我们是这个样子！

3. 畸形精子多（如果异常的精子在半数以上，会明显影响精子的整体战斗力，不利于精子成功俘虏卵子，从而影响精子的受精能力）。

什么情况，游不动！

4. 精液液化不良（精液液化不良使精子活动受限，减缓或抑制精子进入子宫腔受精）。

这怎么进去啊！

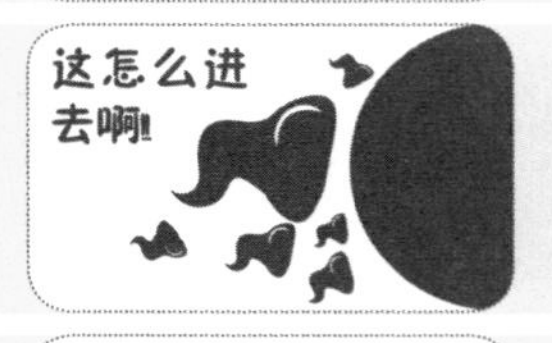

5. 精子顶体发育异常（精子的顶体酶，可使精子能顺利穿入卵子，结合成受精卵形成胚胎，一旦精子顶体异常，精子数量再多，也无济于事）。

兄弟们，
我不行了！！

6. 精子DNA碎片率高（DNA损伤的精子，其功能变差，容易导致受精失败、胚胎发育不良和流产）。

遭到攻击啦！

7. 抗精子抗体（抗精子抗体会将受精卵或早期胚胎消灭掉，引起习惯性流产）。

少精子症

张先生结婚三年了。头两年，夫妻因各自忙事业，就一直避孕。其间妻子不小心怀上了一次，做了人工流产。今年，他们打算要小孩。但半年过去，妻子一直没有动静。于是，夫妻俩一同去医院检查，结果让他们大吃一惊——张先生的精液检查显示精子太少。这让他很困惑：当初作婚检时，自己的精液是正常的，婚后也能让妻子怀孕，怎么现在精子却变得这么少了呢？

不容忽视的后天因素

少精子症是指精子数目少，在检验报告上显示精子密度小于 15×10^6 个/毫升（每毫升精液中精子数目达 1500 万）。打个比方，这就如同一支部队的人数未达到编制的定员数目。

像张先生这样的男性，并不少见。近年来，很多男性，特别是发达国家及大城市的人，都出现精子减少的现象。正常精液的标准：精子密度超过或等于 15×10^6 个/毫升，精液量超过或等于 1.5 毫升。若低于上述标准，就属于精子减少。如果首次精液检查结果异常，应在 3~7 天后，再次留取精液标本作检查。

少精子症（精子数量少于1500万，体积小于1.5毫升）

精子少，一方面跟遗传因素，如染色体和基因异常等有关；另一方面，后天因素，如年龄增大、长期处于高温和辐射环境等，也会引起睾丸的生精功能下降。值得注意的是，吸烟、酗酒、熬夜、桑拿等不良生活习惯，已证明会使精子数量减少，精液质量变差。泌尿生殖道感染，如尿道炎、前列腺炎、精囊炎、附睾炎等，可能会引起输精管道梗阻，导致精子减少。

精子少，不代表不能生育

不过，精子减少只是意味男性生育力有所降低，也就是通过性交方式，让女性自然怀孕的机会有所减少，并不代表不能生育。我们要判断男性生育力大小，还得结合精子的活动力、形态等指标来考虑。

当患者检查发现自己精子少以后，应先进行系统检查，看是否能找出病因。例如，有生殖道炎症的患者，要用抗生素治疗。

上述都是针对病因的治疗，效果也是最好的。

可是，很多精子减少的患者是暂时找不到明确病因的。对于这种情况，我们称之为“特发性少精子症”，治疗则主要以经验为主。医生会使用一些调节内分泌的药物，如抗雌激素类药物（克罗米芬和他莫昔芬）及促性腺激素释放激素（HCG）等，通过调节男性的内分泌，促使睾丸产生更多的精子。此外，使用维生素E等药物，也有利于提高精子的数量与质量。

由于这是一种经验性的治疗，可能有的患者效果好些，有的患者效果差些甚至无明显效果，因此，患者应该有这方面的心理准备。

另外，接受药物治疗的同时，患者也可以多吃一些有助于精子生成的食物，包括富含锌的食物，如牡蛎、苹果、花生等，以及富含蛋白质和精氨酸的食物，如鳝鱼、鲶鱼、泥鳅、海参、墨鱼、蚕蛹等。

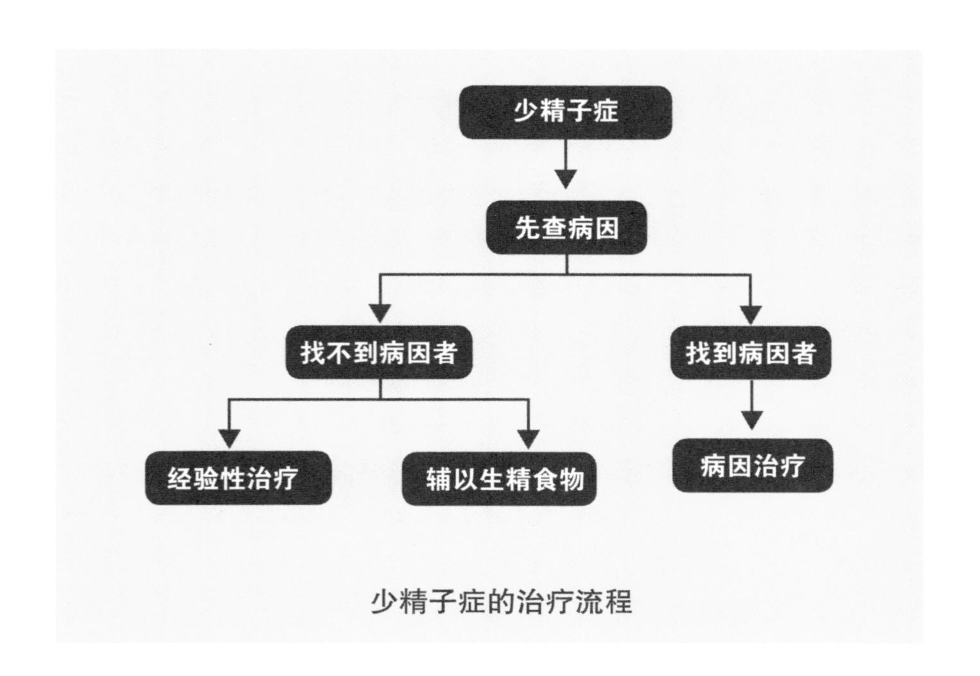

少精子症的治疗流程

弱精子症

弱精子症是指精子活动力减弱，前向运动精子的百分率低，在检验报告上显示：前向运动精子≤32%。也就是说，就算数量达到了标准，但这些精子中大部分是老弱病残，却没有战斗力。

当然，在临床上，也有些患者同时患有少精子症和弱精子症，这就相当于这支精子部队不但人数不足，同时兵员素质也不行。

可能有人会不理解，最终令女方怀孕的精子只有一个，精液中精子那么多，即便比正常数目少一些，或者有一些甚至大部分精子战斗力不强，可只要有好的精子，就应该可以成功怀上孩子啊？

其实不然。在战斗中，能够最后将胜利的旗帜插上高地的，可能只是一个战士，但这个战士冲锋的道路上，需要其他战士前赴后继地攻击、开辟道路并为之献身。

最后插旗的战士，就是令女方怀孕的优秀精子；之前献身的战士，就是其他成千上万的精子。如果没有这些开辟道路的精子，单凭几个优秀的精子，几乎没有成功妊娠的机会。

还有人问到一种“特殊”情况：“我的精子数目超过正常很多，只是活力不够，为什么也不能生育呢？"

精子的活力是有级别的。如果我们将具有A级活力的精子比做特种兵，那么，一支部队的特种兵越多，战斗力自然就越强；而活力差的精子就是老弱病残的士兵，他们怎能去开辟胜利的道路呢？单靠几个优秀的精子（特种兵），可能在冲锋的路上就倒下了，到达不了胜利的高地（与卵子结合）。

虽然少精子症和弱精子症的男性也有可能使女方怀孕，但其成功的概率肯定会有所下降。

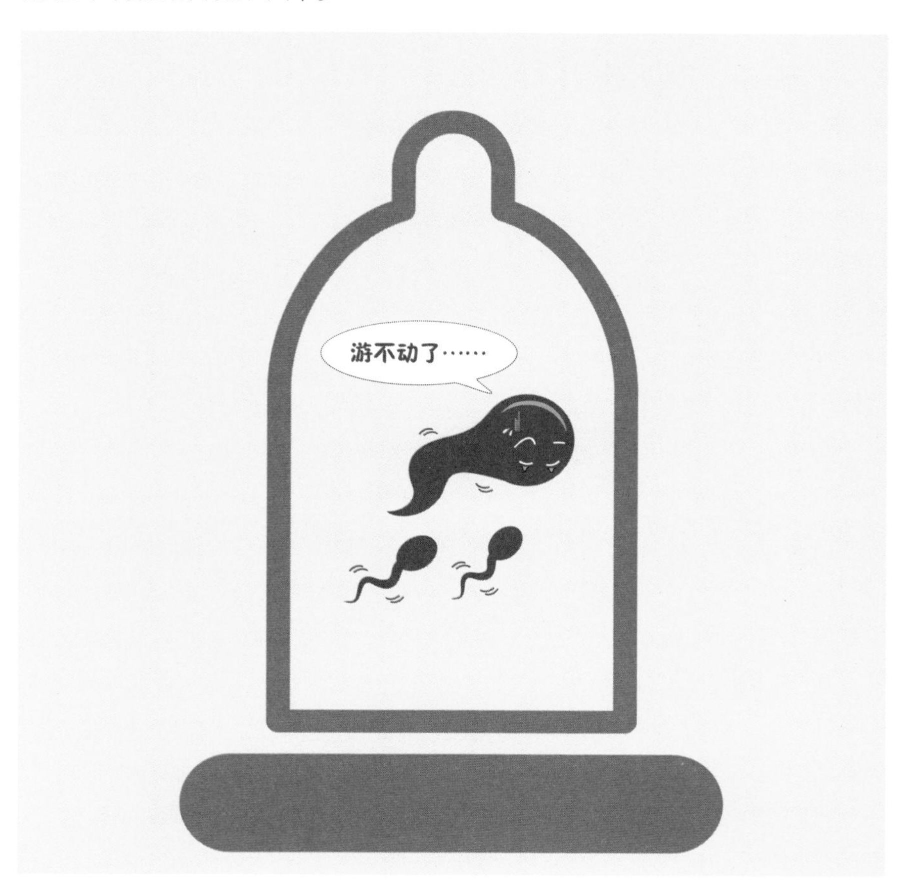

畸形精子症

李先生和妻子结婚两年多，性生活也挺正常的，但是妻子一直未能怀孕。两口子挺着急的，于是来生殖医学中心做检查。结果发现，李先生的精子畸形率特别高，99.7% 的精子都属于畸形精子，被诊断为重度畸形精子症。医生建议他们通过第二代试管婴儿（ICSI）技术生育后代。李先生夫妇满肚子疑问：畸形精子症的病因是什么？应该怎么治疗啊？

精子正常形态率小于 4% 为畸形精子症

按照世界卫生组织 2009 年标准，通过严格的精子形态学染色分析，精子正常形态率小于 4% 为畸形精子症。在正常情况下，精子外形呈蝌蚪状，包括头颈部和尾部。与社会上存在残疾人一样，人的精子也可以发育异常，在显微镜下就表现为怪模怪样，如头部太小、尾部卷曲等。

畸形的精子可能存在受精功能缺陷，难以使卵子受精。事实上，正常男性射出精液中的大部分精子都是畸形的，只有少部分精子形态

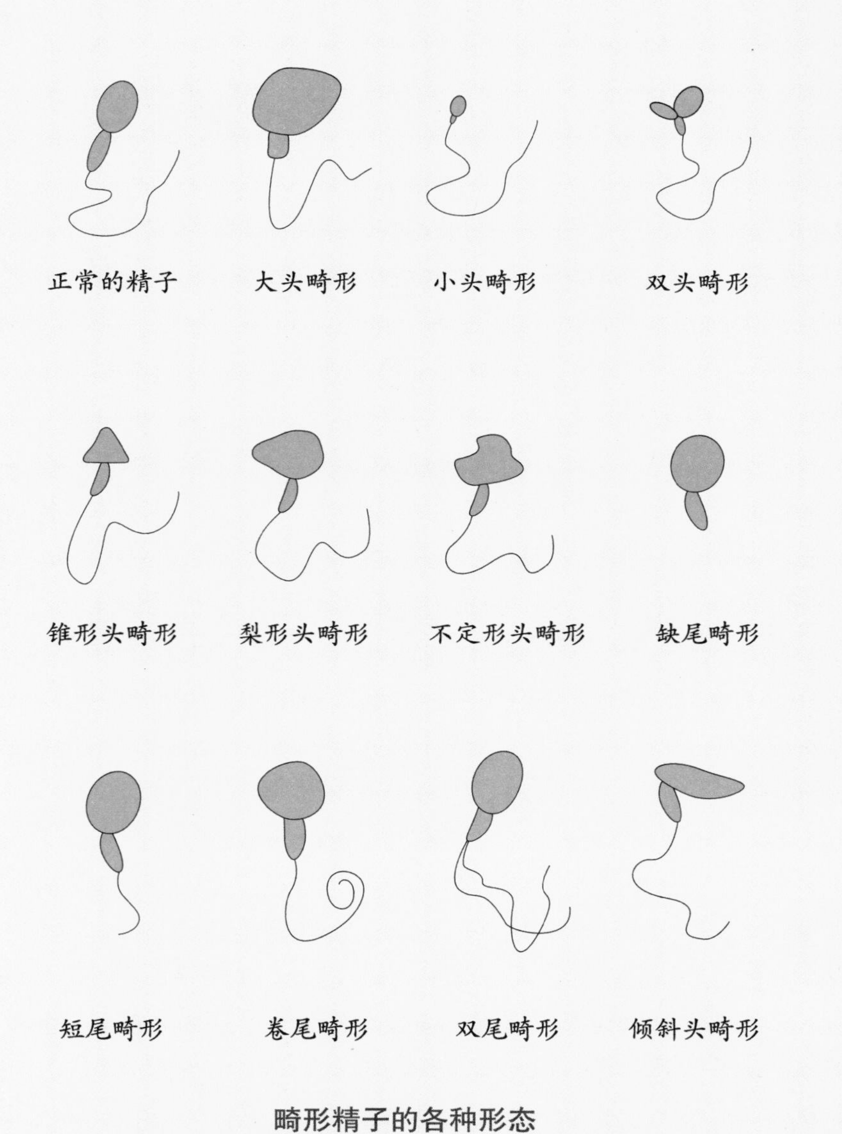
正常的精子
大头畸形
小头畸形
双头畸形
锥形头畸形
梨形头畸形
不定形头畸形
缺尾畸形
短尾畸形
卷尾畸形
双尾畸形
倾斜头畸形

畸形精子的各种形态

是正常的。如果畸形的精子太多，会明显减少有竞争力的正常形态精子的比例，这会影响精子的整体“战斗力”，不利于精子成功“俘虏”卵子，从而影响精子的受精能力。精子畸形率太高，就会造成男性生育能力低下，难以使女方怀孕。

生活习惯与环境是病因

研究表明，生殖腺体感染和炎症（附睾炎、睾丸炎、前列腺炎或精囊炎等）、内分泌紊乱、染色体异常等疾病，还有吸烟、酗酒、熬夜、工作压力大、高温工作环境、高辐射环境等不良生活习惯和生活环境，均是畸形精子症的病因。

大部分畸形精子患者可生育

现代医学已经可以使大部分畸形精子症患者获得生育了。中西医结合药物治疗配合生活保健，可以使一部分患者的精子畸形率降低，获得自然生育。中医认为，肾虚、湿热下注或伴有瘀滞是引起畸形精子过多的病理基础，可以使用中药或中成药进行辨证论治。西医常用抗感染药物、抗氧化药物、抗雌激素药物和微量元素等药物治疗畸形精子症。

然而，一部分畸形精子症患者很难通过上述治疗降低精子畸形率和自然生育，需要通过辅助生殖技术获得生育。轻中度畸形精子症患者可以通过人工授精和第一代试管婴儿（IVF）获得生育，重度和极重度畸形精子症患者则需要采用第二代试管婴儿（ICSI）技术。ICSI是卵泡浆内单精子显微注射的简称，是借助显微操作系统，直接将单个精子注射入卵母细胞浆内使其受精。

畸形精子症的严重程度不影响第二代试管婴儿成功率。只要精子内部质量是好的，有些极重度的畸形精子症（精子畸形率高达100%），通过第二代试管婴儿技术也可以获得较高的生育成功率。

无精子症

无精子症分为非梗阻性无精子症和梗阻性无精子症两类。前者是生成精子的“工厂”——睾丸里由于各种原因没有产生精子，存在生精障碍，多数情况下是先天性的，或者后天性的已经过了青春期难以治疗；后者是睾丸产生了精子，但是道路不通，无法运输出去，部分可以手术解除梗阻，其后自然或者体外受精等，必要时最后亦可以直接取精子做试管婴儿。

判断是哪一类无精子症，首先需要询问病史，如询问有无青春期后伴睾丸炎的腮腺炎、疝气等手术史、家族遗传病史等。接下来就要进行一系列的相关检查。先进行二次检查，确定是否真的无精子。再通过性激素检查推测睾丸功能，同时进行睾丸、附睾、输精管、前列腺和精囊超声检查，了解梗阻可能发生的部位。然后进行精浆生化检查，精浆主要由附属性腺（附睾、前列腺、精囊腺、尿道球腺）的分泌物组成，因此精浆生化检查对评估附属性腺的功能以及附属性腺是否存在梗阻有重要意义。染色体核型分析和Y染色体微缺失检查可了解基因缺陷情况。睾丸活检和附睾穿刺对局部组织损伤较大，一般放在最后做，而且须男科医生觉得有必要时才做。通过上述检查，可以找到

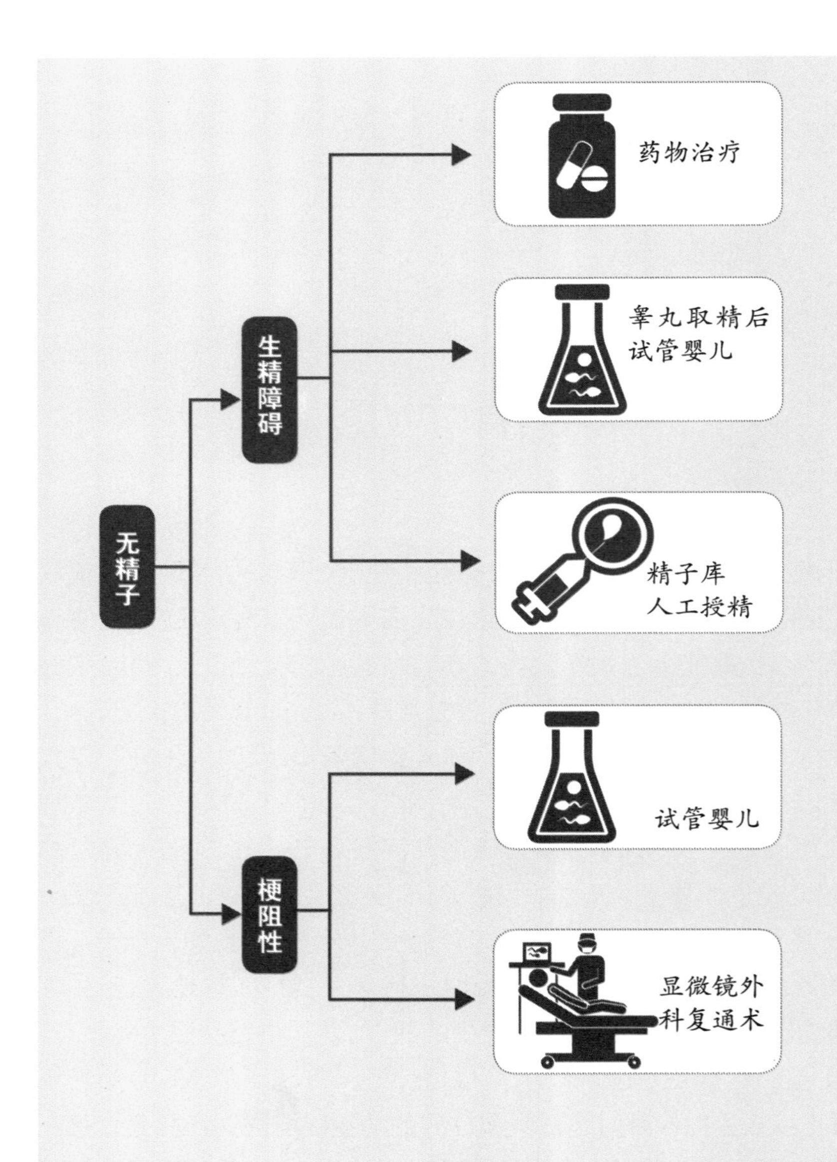

无精子症的治疗

病因并且进行无精子症的精确分类。

睾丸生精功能障碍的患者，其睾丸不能产生精子，或只产生极少量精子，导致精液中无法找到精子，这其中可能由于先天性因素（如睾丸下降不良、基因异常、生殖细胞发育不良、内分泌异常等）引起，也可能由后天性因素（如创伤、睾丸扭转、生殖道感染、肿瘤、精索静脉曲张、污染放射等）导致。其实，睾丸生精功能障碍，并不是意味着绝对不育。有些患者通过治疗，改善睾丸生精功能产生精子，或提高睾丸取精的成功率，从而完成生育。

无精子症，针对不同病因我们架起不同的“桥”，让过去的不治之症由天堑变通途：

1. 梗阻性无精子症。大部分都可以通过试管婴儿技术生育后代，就是先进行睾丸或附睾取精手术获得精子，再进行卵泡浆内单精子显微注射和胚胎移植（ICSI-ET）技术。一小部分梗阻性无精子症，可行显微外科复通手术，使精液中重新出现精子。

2. 生精功能障碍性无精子症。少部分患者可以通过药物治疗或者睾丸取精手术获取精子后做试管婴儿；如果睾丸取精手术没有找到精子，就只能用精子库精子做人工授精了。

隐匿精子症

隐匿精子症，常被误诊为无精子症

王先生结婚1年了，妻子还没怀孕，就去当地医院做精液常规检查，被当地医生诊断为无精子症。医生让王先生检查精液离心找精子，结果发现将精液离心后，在离心沉淀中可观察到少量活动精子。医生告诉王先生，他的诊断并不是无精子症，而是隐匿精子症，可以使用这些精子做试管婴儿获得生育。

按照世界卫生组织(WHO)的定义，隐匿精子症是指新鲜精液制备的玻片中没有发现精子，但将精液离心后，可以在离心沉淀中观察到精子。而无精子症是指3次或3次以上精液离心后镜检均未发现精子。因此，隐匿精子症类似于极重度的少精子症，但是经常表现为精液中有时可以找到精子或有时找不到精子，是介于无精子症和少精子症之间的一种情况。

对于隐匿精子症，普通的精液常规检查，如精液涂片计数或者计算机辅助精子分析(CASA)都很难发现精子，需要进行多次严格的精液离心找精子检查，才可以发现精子。然而，大部分医院检验科还没有开展严格的精液离心找精子检查，所以隐匿精子症经常被误诊为无

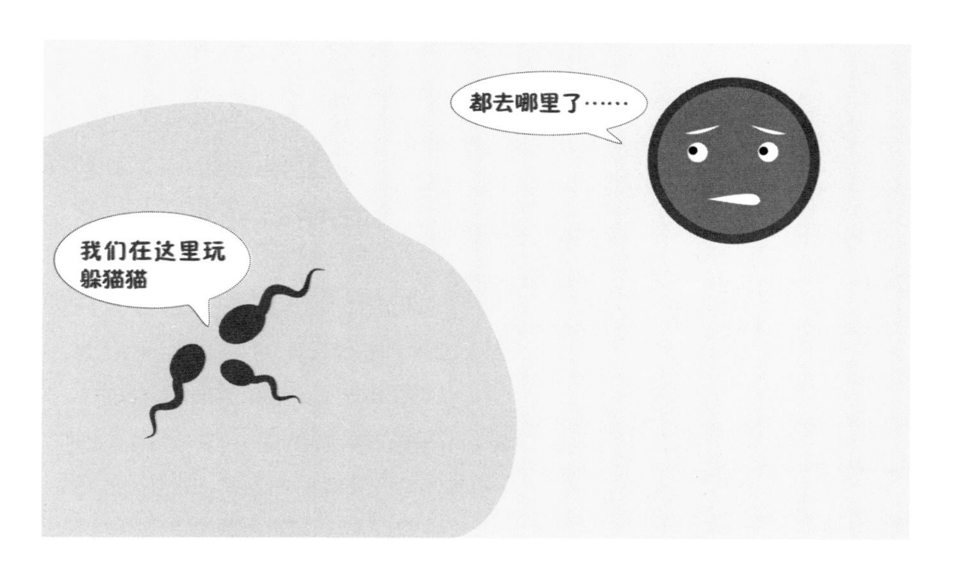

精子症。目前，包括中山大学附属第一医院生殖中心在内的多家生殖中心，已开展精液离心找精子检查了。

隐匿精子症是怎么引起的

隐匿精子症类似于非梗阻性无精子症，是睾丸生精功能不良的表现。打个比方，就是生产精子的工厂（睾丸）生产能力不足，生产的产品（精子）数量极少，有时可以运出工厂（精液离心沉淀中有精子），有时还没有运出工厂就老化销毁了（精液中找不到精子）。隐匿精子症的病因，包括染色体核型异常或基因缺失（Klinefelter' s 综合征、Y 染色体微缺失）、内分泌异常（低促性腺激素性性腺功能减退症、Kallmann' s 综合征）、睾丸下降不良（隐睾症）、生殖系统炎症（睾丸炎、附睾炎、精囊炎）、腮腺炎、重度精索静脉曲张、肿瘤的放化疗术后、服用抑制生精功能的药物、不良生活习惯（长期上夜班和熬夜晚睡、吸烟、酗酒、吸毒）和有害工作环境（高温、高辐射、接触有毒化学品）等。一部分无精子症患者，在治疗后可以转变为隐匿精子症。

绝大部分患者需借助试管婴儿技术生育

首先，要进行多次严格的精液离心找精子检查，由男科医生询问病史和体检，检查精浆生化、性激素、染色体核型和相关基因。一般不建议进行睾丸活检或附睾穿刺等有创伤性操作，以免引起睾丸生精功能下降或输精管道梗阻。

然后，进行促生精药物治疗和针对病因治疗，戒除上述不良习惯和脱离有害工作环境。然而，只有极少数患者在治疗后可以转变为少精子症或者精子数量恢复正常，可以自然怀孕或做人工授精。绝大部分隐匿精子症患者需要借助试管婴儿技术生育。

当生精功能在治疗后获得改善和稳定，表现为连续 2 次以上可以在精液离心沉淀中找到活动精子，这时就可以准备做第二代试管婴儿（卵胞质内单精子注射，ICSI）。夫妻双方要进行遗传学咨询，一部分染色体核型或基因异常的患者，要做第三代试管婴儿（胚胎植入前遗传学诊断，PGD）。在女方取卵前，男方最好先冷冻保存精子 1~2 次，备用。女方取卵日当天，男方手淫取精，尽量使用新鲜精子进行卵胞质内单精子注射。如果新鲜精液中找不到精子或者新鲜精子太少不够用，可以将冷冻精子解冻使用。如果仍然找不到合适的精子，可以进行睾丸取精手术或者将卵子冷冻备用。

精液液化不良

看男科门诊时，常常有一些年轻男性询问：我的精液里有很多凝块，像果冻一样，是不是不正常呀？也有一些男性，婚后数年不育，精液常规检查发现精液液化不良。

正常的精液是什么形态的？精液液化不良是怎样产生的？精液液化不良有什么危害？应该如何处理呢？

正常精液先凝固后液化，是会溶化的"果冻"

正常情况下，精液在排出体外的瞬间是液体状态的，在射出体外后会很快凝固，呈稠厚的胶冻状，一般会在5~60分钟内逐渐液化，将精子从精液中释放出来，精子游动通过子宫颈口、子宫腔到达输卵管，与卵子结合而受精。人类精液这种先凝固后液化的特性，能够使精液在女性阴道中停留时间延长，可以避免刚射入阴道的精液马上从阴道流出，并且可以在适当的时间内逐渐液化并释放出精子，有利于增加受孕机会。

精液的凝固和液化主要是由前列腺和精囊分泌的液化因子和凝固因子来平衡调节的。其中，凝固因子由精囊分泌，包括精液凝固蛋

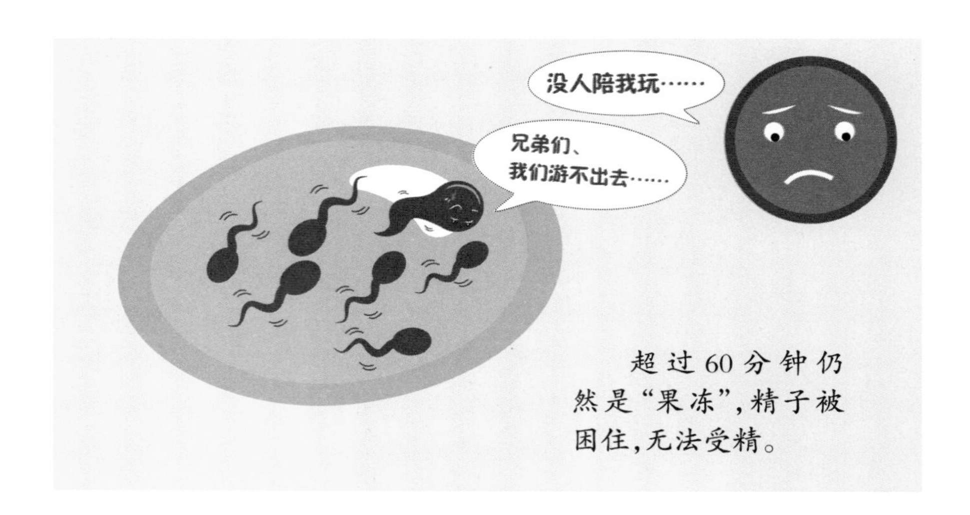

白和纤维连接蛋白等，可以使精液暂时处于一种凝固状态，主要是防止刚射入阴道的精液马上从阴道流出。液化因子由前列腺分泌，包括蛋白水解酶和透明质酸酶等。液化因子可将凝固因子水解成许多小分子片段，使精液由胶冻状迅速变为半胶冻状态，最后达到液化状态，使精子得以游离和运动。当出现精囊炎、前列腺炎等生殖系统炎症时，上述两类因子分泌失调，则会出现精液液化异常。

前列腺分泌功能异常，会导致精液液化不良

若精液超过60分钟不能完全液化，则称为精液液化不良。精液液化不良，精液像果冻一样稠厚，使精子运动受限，减缓或抑制精子进入子宫腔和输卵管，从而引起不育症。

前列腺炎等疾病可能会导致前列腺分泌的液化因子减少，引起精液液化不良。因此，治疗前列腺炎引起的精液液化不良时，常常要进行抗感染治疗（喹诺酮类或大环内酯类抗生素），同时配合使用改善前列腺分泌功能的药物（中成药、维生素E、维生素C和锌制剂等）。还要配合生活保健，每周射精一次，少抽烟饮酒，忌食辛辣刺激或油腻食

物。绝大多数的精液液化不良，通过上述治疗 2~4 周后，一般都是可以治愈的。

对于治疗效果不佳的精液液化不良患者，可以使用辅助生殖技术，比如宫腔内人工授精。将精液在体外进行处理，促使精液液化，再挑选活动力好的精子注射到女方子宫腔内。

因此，精液液化不良已经不再是男性不育症的难题了。

精子 DNA 碎片率高

刘先生的妻子怀孕两个月时流产了，夫妇俩来到生殖中心就诊。医生让刘先生检查精液时，刘先生还不情愿，他认为流产是女人的问题，与男人无关。精液检查结果发现，刘先生的精子 DNA 碎片率高达 60%。刘先生很困惑：精子不好会导致流产吗？医生告诉刘先生，精子 DNA 碎片率高，可能就是导致他妻子流产的元凶。

有些流产，与男人有关

精子 DNA 碎片率高，就像鸡蛋的蛋黄散掉一样，看上去挺好的精子，可内部质量出了问题，会导致胚胎质量差，容易流产。所以说，流产不仅仅是女人的事，男人精子不好也会导致流产。

即便能受精，也易导致流产

精子 DNA 的完整性，与精子功能有显著相关性，并且可以影响受精卵的分裂以及胚胎的发育。DNA 位于精子的细胞核内，是遗传信息的载体，位置类似鸡蛋的蛋黄。精子 DNA 损伤后，虽然看上去是“好”的，但其功能变差了，尽管不影响卵子受精，但容易导致胚胎发育不良和流产。精子 DNA 损伤严重的患者，即使可使卵子正常受精、分裂，但最后仍然可以导致流产。

三类男性，应检测精子 DNA 碎片率

传统的精液常规检查，能够从精子浓度和精子活力等方面反映精液质量，但是其在评价精子功能方面的价值有限，不能直接反映精子受精能力和对胚胎发育的影响。研究表明，不育症患者的精子 DNA 碎片率，明显高于正常人。就算精液其他指标正常，也不代表精子 DNA

1.配偶有自然流产史的男性患者。
2.不明原因的不育患者。
3.准备做试管婴儿的患者。

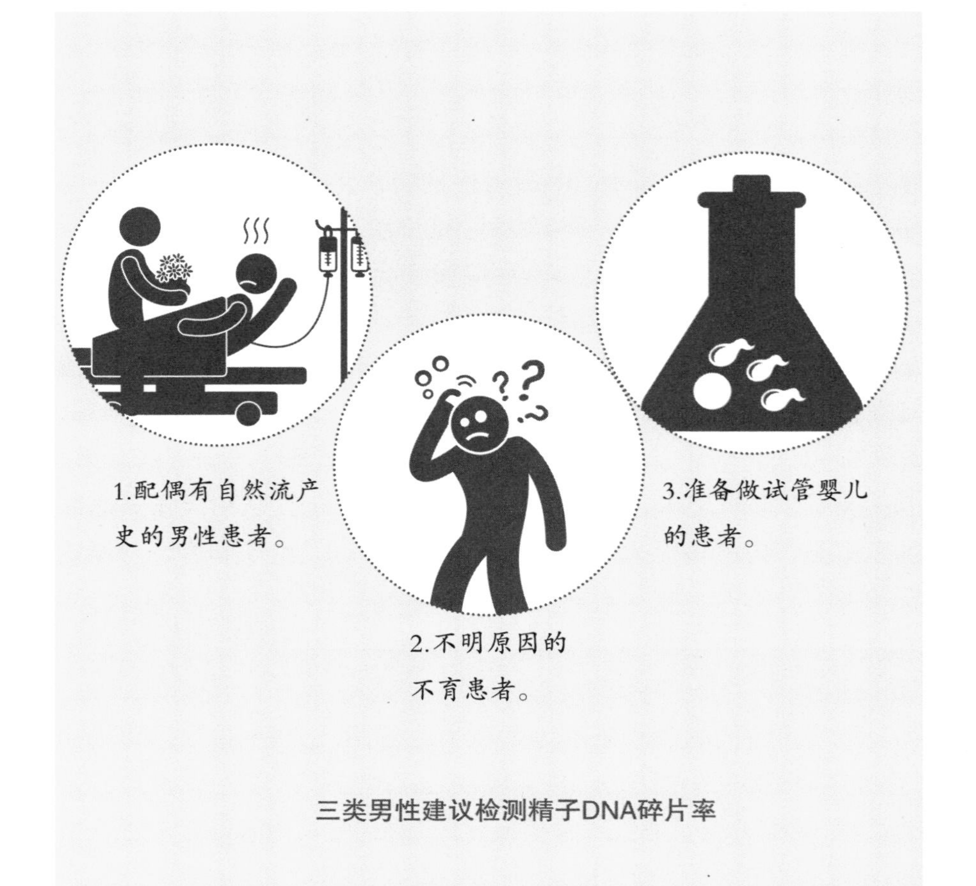

三类男性建议检测精子DNA碎片率

碎片率正常。有很多常规的精液分析结果正常的患者，以前被诊断为不明原因不育，现在检查发现其精子DNA碎片率高，进行了针对性治疗后，获得了生育机会。因此，精子DNA碎片率的检测，对于不育患者非常重要。

特别是对于准备使用昂贵的试管婴儿技术的不育患者，精子DNA碎片率的检查尤为重要，因为研究证明其与试管婴儿成功率有很大关系。

第一代试管婴儿技术（IVF）需要功能完全正常的精子才能成功受精，而精子DNA碎片率高可能会导致精子受精能力下降，造成卵子受精失败。

第二代试管婴儿技术（ICSI）可以把精子直接注射到卵子，DNA损伤的精子也有可能使卵子受精并发育成胚胎。然而，DNA损伤的精子会导致受精后的胚胎质量变差，胚胎发育会因此而发生严重紊乱，进而导致胚胎植入子宫失败和胚胎发育缺陷，最终引发流产。

因此，配偶有自然流产史的男性患者、不明原因的不育患者，以及准备做试管婴儿的患者，这三类男性均建议检测精子DNA碎片率。怀孕前想进行优生优育检查的男性，也可以检测精子DNA碎片率，以便及早发现问题和及早治疗。目前，包括中山大学附属第一医院生殖中心在内的多家大型生殖中心，都已经有了精子DNA碎片率的检测项目。

碎片率可以降低

吸烟、吸毒、酗酒和熬夜等不良生活习惯，长期暴露于污染的空气、高热、毒物和放射线的工作环境，生殖腺体感染和炎症（附睾炎、睾丸炎、前列腺炎或精囊炎等）、精液中白细胞增多、精索静脉曲张等疾病，都是导致精子DNA碎片率增高的有害因素。

首先应该改正不良生活习惯（吸烟、吸毒、酗酒和熬夜等），调节工作压力和提高睡眠质量，避免长期暴露于高温、污染的空气、毒物和放射线暴露等有害环境。然后，在专业男科医生的指导下，治疗相关身体疾病，如使用抗生素治疗生殖腺体感染和炎症，手术治疗精索静脉曲张，中药、维生素 E 和维生素 C 等药物和一些微量元素补充治疗，也有助于降低精子 DNA 碎片率。这些治疗，有助于患者成功生育健康的宝宝。

免疫性不育

免疫性不育是一种由抗精子抗体引起的男性不育症。当男性生殖系统隔离精子与血液的屏障被破坏时，精子会接触到血液，血液免疫系统会对精子的抗原产生免疫反应，产生抗精子抗体，这些抗精子抗体会黏附在精子表面，影响精子的运动和受精能力，甚至造成精子死亡，进而可能会导致男性生育能力下降和不育。

抗精子抗体是如何产生的

睾丸是产生精子的器官，由很多曲细精管组成。曲细精管由两种上皮细胞组成，一种是产生精子的生精细胞，另一种是起着支持和营养生精细胞的支持细胞。两个支持细胞之间的细胞膜紧密连接在一起，形成血睾屏障，将曲细精管内的精子与管外的血液隔离。生精细胞产生的精子，进入曲细精管，经过附睾、输精管、精囊和射精管等输精管道排出体外，这些输精管道也起着屏障作用，将精子与管外的血液隔离。

为什么机体会形成这种屏障，使精子不能接触血液呢？因为，精子表面有很多抗原性物质，精子一旦进入血液，这些抗原性物质就会刺激血液中的免疫细胞产生抗精子抗体。当男性生殖系统隔离精子的屏障被破坏时，精子就会接触到血液，进而产生抗精子抗体。例如：睾丸炎、睾丸穿刺手术、睾丸外伤、高温、化学药物损伤，有可能破坏血睾屏障的完整性，使得精子接触到血液；附睾炎、精囊炎、输精管结扎手术、输精管穿刺造影手术、附睾穿刺手术等，也可能会导致精子就会接触到血液。

抗精子抗体会黏附在精子表面，造成精子畸形，影响精子运动。黏附有抗精子抗体的精子在通过女方子宫颈时，会发生震颤现象，影响精子穿透子宫颈黏液的能力。抗精子抗体还可阻碍精子穿透卵子，导致精子和卵子不能结合。这些都可能会导致男性生育能力下降。

免疫性不育的诊断和治疗

如果男性不育患者精液中的抗精子抗体被检测到超过正常值范围，那么就可以考虑诊断为免疫性不育。特别需要注意的是，血液中的抗精子抗体没有临床意义，不会对生育造成影响，也不必检测和治疗。

治疗免疫性不育，就是要消除这些抗体或者消除抗体对生育的影响。主要有以下方法：

1. 解除病因。对于附睾炎、精囊炎等生殖系统炎症，应该积极和彻底治疗，特别是对于不育患者中的没有任何症状的隐性感染也应该治疗。隐睾或阴囊疝气会导致阴囊温度升高，要及时手术治疗。尽量避免睾丸、附睾和输精管的穿刺手术或损伤。解除病因后，抗精子抗体可能会自然消失。

2. 免疫抑制治疗。对于那些顽固性抗精子抗体阳性的患者，可以应用强的松、地塞米松等类固醇激素药物，有可能会使抗精子抗体逐渐减少或消失。但是因为用药时间长，而且容易产生副作用，目前已经很少使用了。

3. 辅助生殖技术。将男性射出体外的精液反复洗涤，将精子表

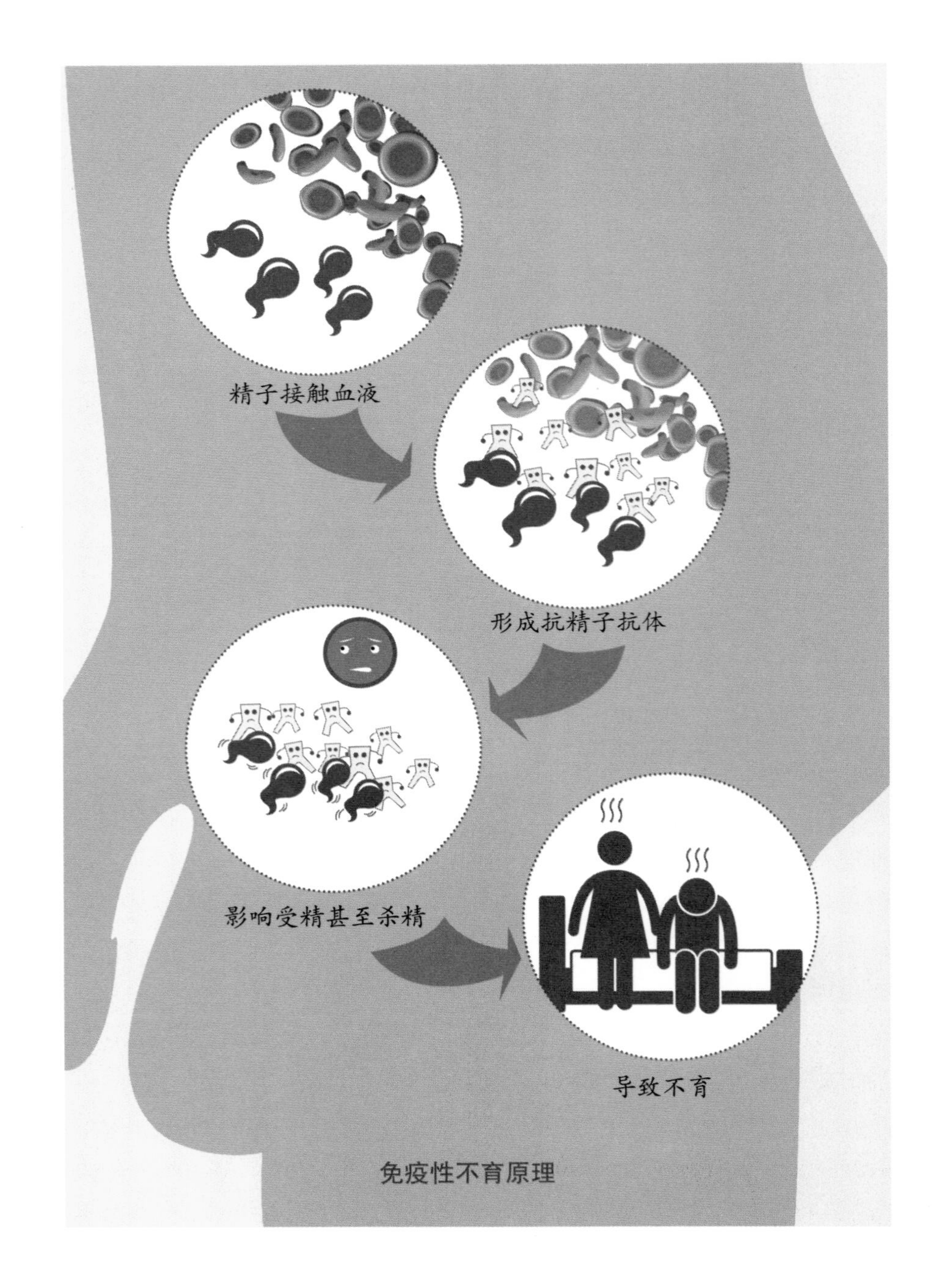

免疫性不育原理

面的抗体洗掉，然后再将精子注入女方的子宫腔内（宫腔内人工授精，IUI），或者将精子与卵子在体外受精形成胚胎后再移植到女方子宫内（俗称“试管婴儿”），从而使女方怀孕。这是目前治疗免疫性不育的常用方法。

精子顶体功能异常

顶体是覆盖精子头部前端2/3的帽状结构。在受精过程中,当精子与卵子相遇时,精子顶体外膜破裂,并立即释放顶体酶,以溶蚀卵细胞周围的放射冠透明带(即顶体反应),排除障碍,使精子能顺利穿入卵子,精卵结合,形成胚胎。可见顶体的作用是多么的神奇而巨大,顶体反应对受精是多么的重要。一旦精子缺少了这顶“帽”,尽管数量多,但仍不能成功地穿入卵子,所以女方就无法受孕。就因为少顶“帽子”,男方再多精子也无济于事。

这种顶体异常的情况在不育症患者中还不在少数。大致有两种情况:一是顶体发育不全,二是顶体未发育,也就是无顶体。

顶体发育不全是指顶体虽然存在,但极薄、变形,无法与卵子发生顶体反应。这种精子的形态极难分辨出顶体,或与小头精子相类似。如果精液常规检查精子数量、活动力正常,但有长期不育的病史及精子不能穿透卵子病史者,应考虑本病的可能。

顶体未发育,即无顶体,这种情况具有家族性,是先天性的,主要是多基因遗传。这种活蹦乱跳的精子看起来神气活现,但遇到卵细胞只会一个个败下阵来,不管怎样献殷勤,也无法被卵子接受,只落得个无功而返。

对于顶体发育不全或未发育，目前医学上还没有有效的治疗方法来改变这一状况。然而，随着辅助生育技术的发展，使精子无顶体的不育症患者有了生育的希望，这就是试管婴儿技术。因为第二代试管婴儿技术只要用特制的注射针在体外将精子直接注射到卵细胞浆内即可。这样，就无需发生顶体反应，精子就可以直接与卵子结合，形成胚胎，然后再移植到宫腔，孕育胎儿，患者就同样可以生儿育女了。

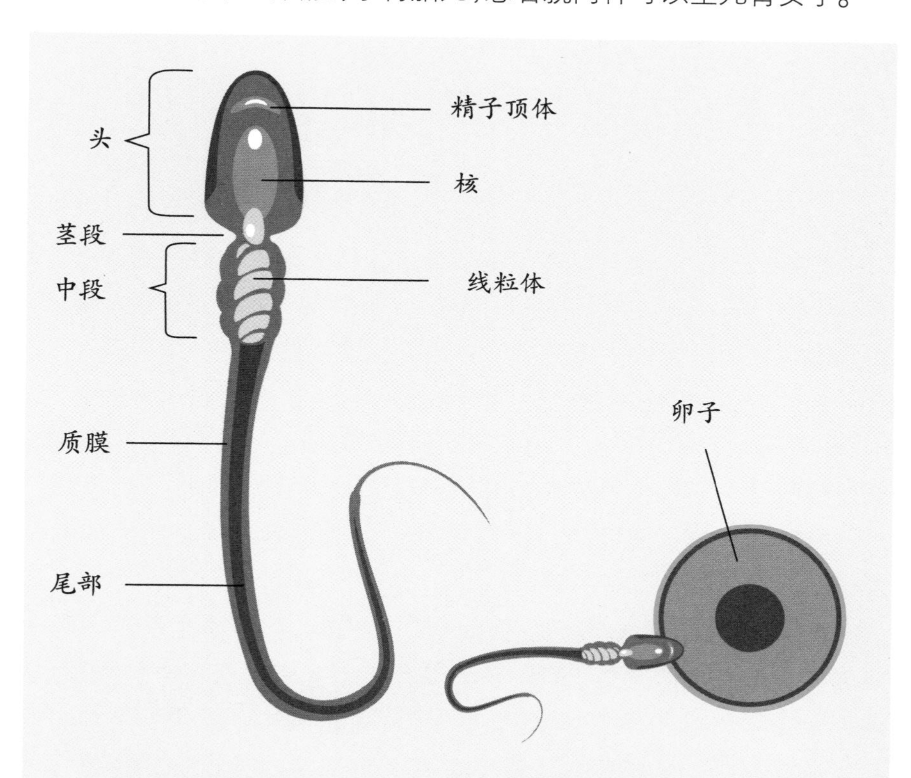

在受精过程中，当精子与卵子相遇时，精子顶体外膜破裂，并立即释放顶体酶，以溶解卵细胞周围的放射冠透明带，排除障碍，使精子能顺利穿入卵子，精卵结合，形成胚胎。

PART 3
性功能障碍导致的不育

不能尽"性",难以造人

如果性生活时含有足够多正常精子的精液射入女性阴道深处,又正逢女方的排卵期,就很可能成功受孕。如果男方发生了性功能障碍,就会影响精子从男性生殖道排出并进入女性生殖道这一过程。

由此可见,男性性功能障碍对男性生育能力确实有很大的影响。但也并不是只要一患上性功能障碍疾病,就都会引起不育。男性性功能障碍是一个较大的疾病范畴,它包括勃起功能障碍、早泄、射精困难、逆行射精、性欲低下、性欲亢进等疾病。这些病症对生育的影响程度,要根据具体情况来进行具体分析。

首先,对生育影响最大的是射精功能障碍,不射精症和逆行射精两种病症可以直接造成不育。不射精症是指患者具有正常的性欲,阴茎也能正常勃起进行性交,但即使性交时间很长也不能达到高潮而射精。逆行射精则是指患者的性交过程完全正常,能达到性欲高潮,也有射精的动作和感觉,但却无精液从尿道外口排出。不射精者的精液根本排不出来,而逆行射精者的精液却又通过尿道内口排入了膀胱。他们的精液和精子都不能通过性交活动进入女性的阴道,又如何能发挥正常的生育能力呢?

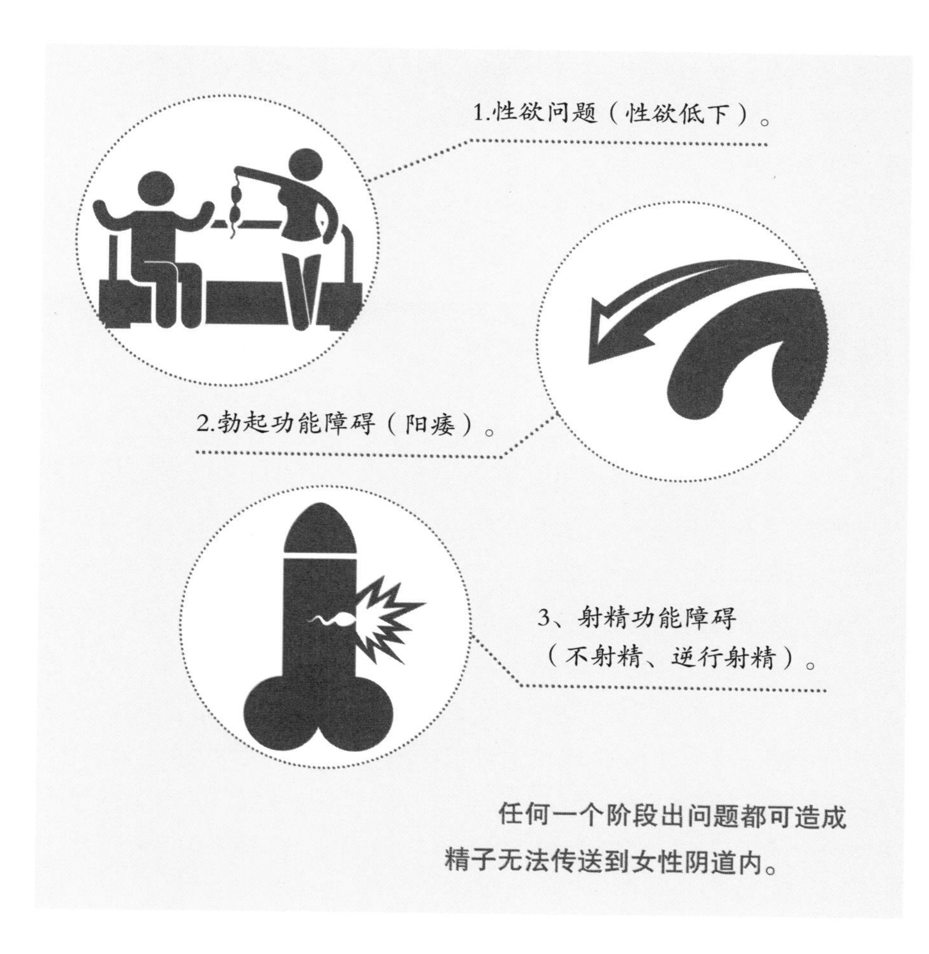

射精功能障碍还有一种情况，就是早泄。它是指男子在阴茎插入配偶的阴道之前，或正当进入时，或刚进入阴道不久即发生射精，以致不能完成满意性生活的全过程。严重的早泄患者，在阴茎尚未进入阴道就射精了，精液排在妻子阴道外面，精子不能进入她的生殖道内，那就无法受孕。若早泄尚不严重，在阴茎进入阴道后再射精，就有受孕的希望，但较正常者成功率要小一些。

其次为一种常见的性功能障碍——勃起功能障碍。较轻者阴茎尚能勉强进入女性阴道，且可以在其内射精，那就有生育的希望，但比正常人受孕率低。严重者，阴茎不能勃起，根本无法进入阴道，哪还谈得上生育呢？

还有性欲低下的患者，表现出持续地、反复地对性事不感兴趣，或者缺乏积极的性感受。如果还能维持完成性交过程，那就有生育的可能；若因此而使性生活次数太少，引起精液中的衰老精子太多，或者错过妻子的排卵期，就会影响受孕的概率；若是性欲特别差，甚至无性欲或者产生性厌恶，连最起码的性生活的兴趣和冲动都没有，当然就更谈不上生育了。

再就是性欲亢进的患者和频繁遗精（滑精）的患者。前者表现为每天都要求有数次性交活动；后者是指在非性交状态下发生精液外泄的现象，其中发生在夜晚睡梦中的称为梦遗，清醒状态或见到性感事物精液就自然流出的叫滑精。若是病情严重者，他们高频率地进行性交或者频繁地发生遗精（滑精），精子失去太多，而睾丸生精功能和附属性腺的分泌功能又都有限，那么，一次性交排出的精液数量和质量都将受到影响，精子的总数和活动能力较强的精子数都会明显减少，也就不易完成使卵子受精的任务。如果性交不是太频繁，在妻子排卵期射精时尚有较多的精液和精子，当然受孕机会就较高。若遗精在1～2周以上才发生1次，就不算病态，对生育的影响也不大。

总而言之，在男性性功能障碍的疾病中，凡阻碍精液正常排入阴道或者影响精子数量质量者，对生育就会有不同程度的影响，甚至引起不育；凡阴茎尚能进入阴道并排出精液，而精液和精子无明显异常者，都有生育的可能。有生育需求的男同胞们，一旦发生性功能异常，最好到公立三甲医院的男科或泌尿外科进一步明确诊断，正规治疗。这类疾病大多数都是能治好的，只要病情有好转或已治愈，那就可以恢复生育能力了。

逆行射精

有些男性在性高潮射精时，精液不是向前经尿道射出，而是向后射入膀胱，即称为“逆行射精”。

逆行射精是怎样发生的?

正常男子在射精时，射出精液的刺激反射性引起膀胱颈关闭和内括约肌收缩，防止精液逆向进入膀胱，从而防止尿液进入尿道。膀胱颈的关闭受交感神经控制。因此，任何干扰膀胱颈的解剖功能或阻断支配的交感神经都可造成精液逆流到膀胱。

造成逆行射精常见的病因包括糖尿病、长期忍精不射引起的射精功能障碍，比如采用体外排精避孕法的男性，还有些人受错误信息“一滴精，十滴血”的误导，经常在手淫时或性交时强忍不射精。久而久之，就会导致射精相关的肌肉和器官功能失调，或者罹患前列腺炎，长期如此，就有可能发生逆行射精。

除此以外，还有下列情况可导致逆行射精：①膀胱、尿道、精阜的慢性炎症造成的不良刺激；②先天性尿道狭窄，可使射精压力加大；③前列腺、膀胱、直肠手术也有可能造成局部神经损伤或功能失调；④长期服用胍乙啶和利血平等降血压药的患者，也有可能因药物影响而发生逆行射精。

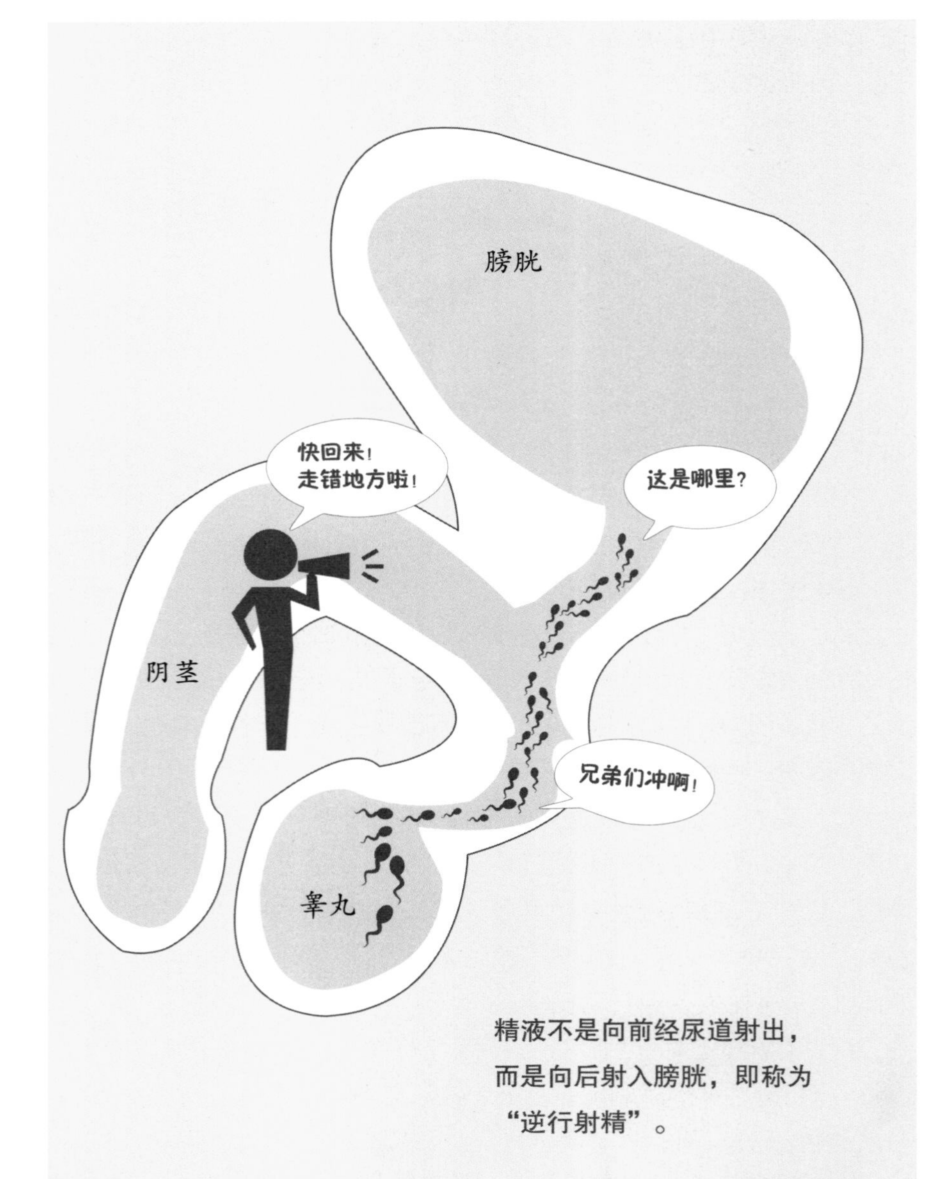

精液不是向前经尿道射出，
而是向后射入膀胱，即称为
“逆行射精”。

为解决困扰逆行射精者的生育问题，目前多采用从射精后的尿液中获取精子行辅助生殖的方法。取精液前数小时，先口服碳酸氢钠溶液碱化尿液，以减少酸性尿液对精子的损伤；通过手淫或性交使男性达到性高潮，有射精感后排尿，收集尿液，离心获取活动精子，再行人工授精或试管婴儿。如果尿液中找不到活动精子，也可以做睾丸穿刺手术获取精子，用显微操作技术将精子注射到卵细胞胞浆内，使卵子受精。

PART 4
生殖系统受损导致的不育

精索静脉曲张

精索静脉曲张是指男性阴囊中的精索内蔓状静脉丛的异常扩张、伸长和迂曲，严重时可以摸到阴囊内有蚯蚓状团块。精索静脉返流是精索静脉曲张的重要病因。精索静脉曲张的发病率在普通男性中约为20%，在不育男性中约为40%。男性不育症，是多种因素和疾病造成的结果，精索静脉曲张是其中一个可能的致病因素。

精索静脉曲张可能会引起精子质量变差和男性生育力下降，跟精索静脉曲张使睾丸温度升高导致生精障碍、静脉血回流不畅导致睾丸淤血缺氧、肾上腺代谢物逆流等机制有关。精索静脉曲张，大部分情况下没有任何症状，少数患者会有阴囊坠胀疼痛等不适感，久立、跑步或剧烈运动后加重。精索静脉曲张的诊断，需要有经验的男科医生进行体检、做阴囊彩超等检查。

精索静脉曲张，大多数情况下，对身体健康和生育力没有影响，不需要治疗。值得注意的是，精索静脉曲张的严重程度，跟对健康和生育能力的危害，是不成正比的，也就是说很严重的精索静脉曲张患者，也可能没有任何不适症状，精液检查完全正常，正常生育小孩。

精索静脉曲张需要治疗时，首选生活习惯调整、药物治疗等非手术治疗。精索静脉曲张的男性，不适合做长跑、长时间打球踢球等剧烈运动，也不适合长久站立，因为这些运动会加重精索静脉返流，引起病情加重。生物类黄酮、七叶皂苷素等药物对于治疗精索静脉曲张有一定疗效。药物治疗的疗效不理想，可以尝试手术治疗精索静脉曲张。

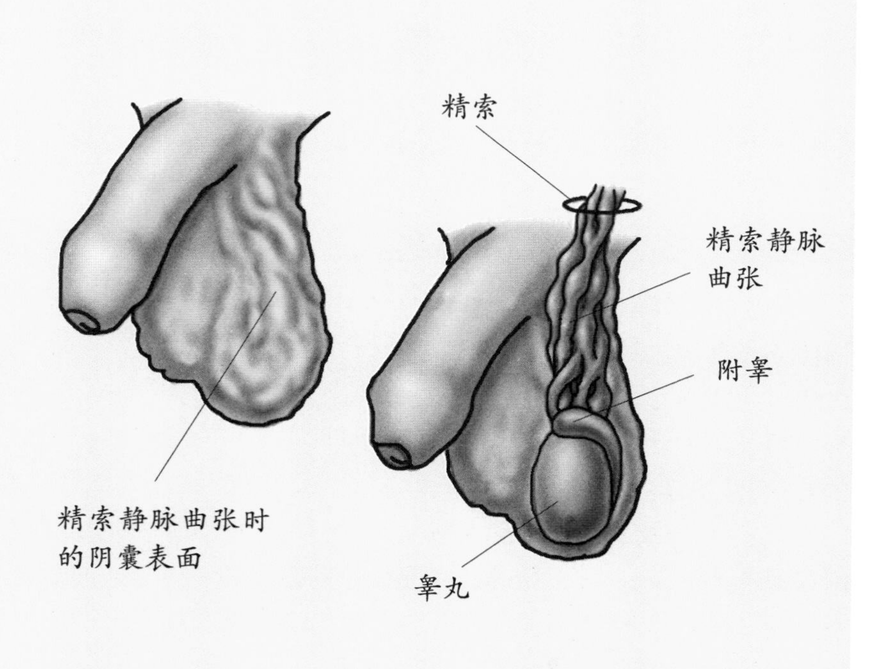

精索静脉曲张

附睾炎

杀精悄无声息

赵小姐结婚一年多了还没有怀孕，非常着急，于是夫妻俩来到生殖中心做检查。结果发现，丈夫的精子活力低，诊断为弱精子症。医生通过阴囊触诊和精液分析结果得出结论，丈夫患有附睾炎，这是造成其精子活力低的主要原因。丈夫很奇怪，自己平时没有什么不舒服的症状啊，怎么会有附睾炎呢？

其实，附睾炎在男性不育患者中很常见，但是相对前列腺炎而言，附睾炎的“知名度”要低很多。这是由于附睾炎通常不会造成明显不适症状，所以很难及时发现，也很容易被忽视。附睾炎对精子的杀伤力，比前列腺炎要大得多。

精子的“养母”——附睾

附睾位于阴囊内，紧贴睾丸的旁边，所以称为附睾。附睾对精子具有至关重要的“养育之恩”，是精子名副其实的“养母”。精子在“生母”睾丸中生成后，生命力还不如新生儿，不仅不能跑，连动都不能动，只能躺在睾丸产生的睾丸液中随波逐流，来到“养母”附睾的怀抱。

经过附睾两周左右的精心培育，精子才完全发育成熟，拥有了较强的运动能力、识别卵子透明带的能力以及与卵子结合完成受精的能力。

附睾炎是如何伤精的

首先，附睾炎会导致精子活动力下降，造成弱精子症。

附睾炎会导致附睾分泌的各种营养精子的物质明显减少，使精子应在附睾中获得的各种能力明显减弱，最终导致排出精液中不能活动的精子或死精子比率明显增高。即使是能活动的精子，其活动能力也减弱，从而引发弱精子症或死精子症。

病原体可直接吸附在精子表面或使精子发生凝集，以降低其活动能力；产生的毒素也会毒杀精子。同时，机体在消灭病原体时，也可能不分好坏，误伤或误杀精子，使精子活动力下降、死精子增多，造成畸形精子率上升、精子数量减少等。

其次，附睾炎会造成梗阻性少精子症或梗阻性无精子症。

附睾炎如果是由淋球菌、结核杆菌等病原体感染引起的，不仅会发生炎症反应而损害精子，而且易引起难以逆转的附睾炎后遗症。精子被堵截在附睾管内出不去，只能慢慢困死或任由宰杀，从而造成梗阻性少精子症或无精子症。

另外，附睾炎会造成抗精子抗体增加，影响精子运动和损害睾丸生精功能。

清除感染是关键

由此可见，附睾炎对精子的损害，是严重的而且是多方面的。附睾炎常继发于前列腺炎、淋菌性尿道炎和非淋菌性尿道炎，全身其他系统的感染性疾病也可经血液循环传入附睾，引起感染。特别是当男性熬夜、频繁性交或剧烈运动后，身体免疫力下降，尿道和前列腺中的病原体容易到附睾中聚集繁殖，引起附睾炎。

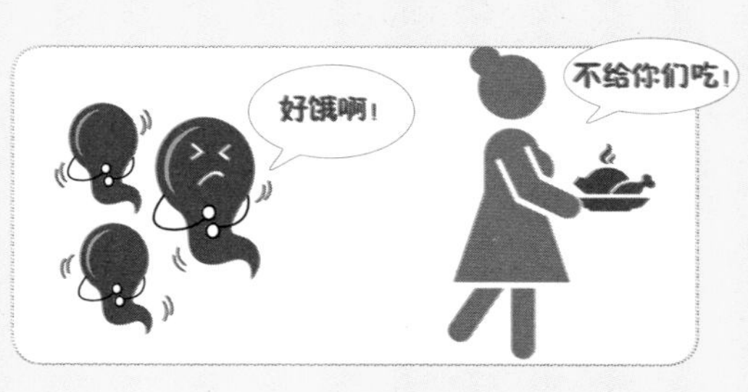

好饿啊！
不给你们吃！

1. 切断精子的营养。

没力气、
游不动！

2. 降低精子的活动能力。

谁也别想过去！

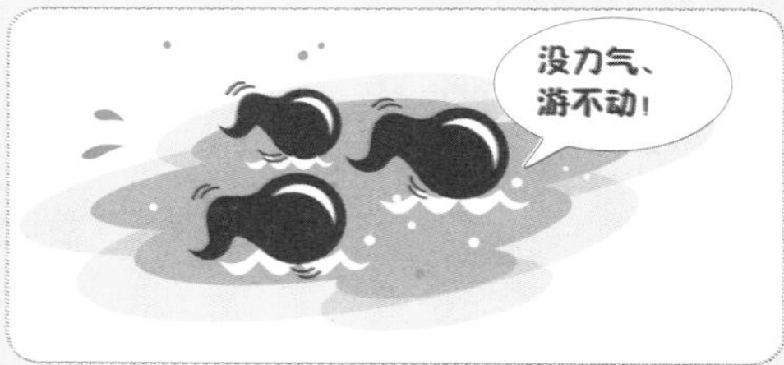

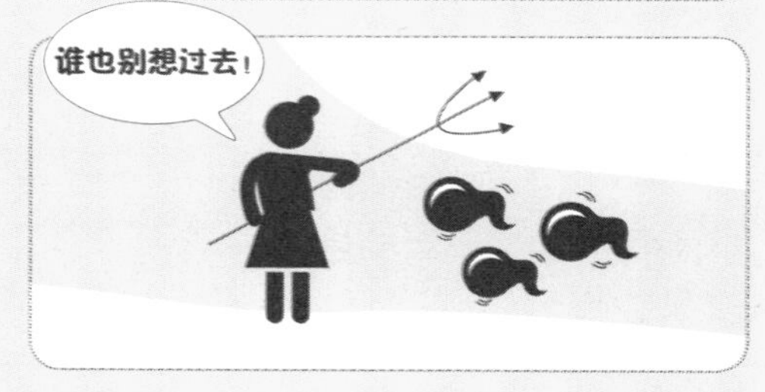

3. 堵塞精子输送通道。

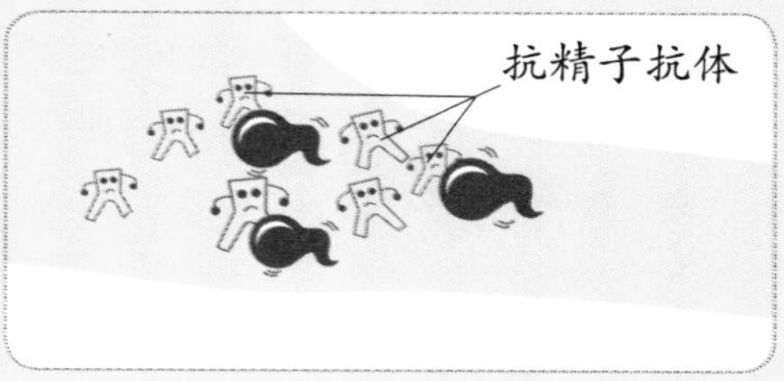

4. 产生抗精子抗体困住精子。

附睾炎伤精的四种途径

总之，附睾炎是引起男性不育的常见病因，而且通常因为没有不适症状而难以发现。附睾炎患者要及时到医院找专业生殖男科医生诊治，使用抗生素配合抗氧化药物或中成药等进行治疗。附睾炎患者的生活保健也很重要：避免烟酒和辛辣等刺激性食物，因为这些可能增加附睾充血，加重炎症反应；避免久坐和憋尿，适量运动。在治疗期间，可以通过手淫或戴避孕套性交等方式定期将精液排出体外。因为规律性生活和定期排空精液，可以将附睾感染的病原体排除，有利于感染的治疗。

精囊炎

小杨今年二十出头，遗精时发现精液是红色的，而且这种情况反复出现，每月有 2 ~ 3 次，有时还感觉尿道灼热疼痛及尿道不适，同时伴有下腹部胀闷。

医生给小杨做肛门指检，检查中可触及增大的精囊，前列腺也稍有增大。前列腺液常规检查发现，卵磷脂小体、白细胞、红细胞都有几个“+”号。前列腺、精囊的 B 超检查，发现两侧精囊均有增大。医生诊断，小杨患上了慢性精囊炎合并慢性前列腺炎，只要耐心治疗、调理一段时间，就会好转的。

小杨担心地问医生：精囊炎会不会影响生育呢？

其实，这也是广大男性患者，特别是未婚未育的青年男性患者最为关心的问题。要全面回答这个问题，我们先从精液的组成谈起。

精液由精浆和精子组成，即由睾丸所产生的精子、睾丸分泌物和生殖管道腺体（附睾、前列腺、精囊、尿道球腺等附属腺体等）的分泌物合并而成。其中，前列腺液、精囊液和尿道球腺分泌的液体一起合称为精浆。精浆是输送精子的必需介质，并为精子提供能量和营养物质。

男性射精虽是一次射出，但实际上，按各种液体射出的次序，大致分为三个过程：首先射出的是尿道球腺液，总量为 0.1 ~ 0.2 毫升，接着射出的是前列腺液和精子，为 0.5 ~ 1.5 毫升，最后射出的是精囊液，为 1.5 ~ 2.5 毫升。

从上可知，虽然精囊液和精液不同，但二者关系密切。精囊液是精液的主要组成部分，当精囊腺发生炎症变化时，肯定会影响精液的构成，从而有可能影响男性的生育功能，具体主要有以下三方面原因。

一是精囊腺分泌的精囊液，占男性射出精液的 40% ~ 50%。当精囊腺受到各种原因引起的炎症影响时，势必影响精液的成分和组成变化，以致精液数量减少、质量改变，从而对男性的生育功能产生影响。

二是正常精液射出后，暂时处于一种凝固状态，主要是防止刚射入阴道的精液马上从阴道流出，这主要得益于精囊腺所产生的凝固因子的作用。如果精囊腺受炎症的刺激，影响到凝固因子的分泌，就会使大量精液从阴道流出，减少受孕机会。

三是精囊腺分泌的果糖是精子代谢的重要物质，为精子活动提供足够的能量。如果精囊腺发生炎症，分泌的果糖就会减少，精液内的果糖含量亦会相应减少，必然会改变精子的生存环境，使精子活力不足，导致精液质量下降，甚至不育。

因此，加强对本病的认识，对患者和临床医生来说是非常重要的。

隐睾

隐睾，就是阴囊内摸不到两个“蛋蛋”

隐睾，是指男婴出生后，发现单侧或双侧睾丸未降至阴囊，而停留在其正常下降过程中的任何一处（腹腔、腹股沟、阴囊上方或其他部位），阴囊内没有睾丸或仅有一侧有睾丸。一般情况下，随着胎儿的生长发育，睾丸自腹膜后腰部开始下降，于胎儿后期降入阴囊，如果在下降过程中受到阻碍，就会形成隐睾。研究显示，隐睾的发病率是1%~7%，其中单侧隐睾患者多于双侧隐睾患者，尤以右侧隐睾多见，隐睾有25%位于腹腔内，70%停留在腹股沟，约5%停留于阴囊上方或其他部位。大多数隐睾患者没有症状。小儿或成年后发现一侧或双侧阴囊空虚，体检未发现睾丸，有时在腹股沟区可触及包块，压迫有酸痛感。B超或磁共振检查可以发现和定位大部分的隐睾。对于B超或磁共振未发现的隐睾，腹腔镜手术有助于寻找睾丸。

隐睾可引起不育症。一般来说，阴囊温度低于人体体温2～3摄氏度，这种温度差异正是确保精子产生的重要条件之一。对于双侧隐睾患者，由于睾丸所处环境温度升高，使得睾丸上皮萎缩，可能阻碍精子的产生，导致不育；而单侧隐睾者，下降不全的睾丸受不良温差影响，破坏了血睾屏障，体内因而产生相应的抗精子抗体或抗睾丸因子，一旦该因子入血，将使对侧睾丸“制造”出的精子失去活力。

隐睾危害大，治疗要尽早

隐睾不仅容易引起精子发生障碍和不育，而且容易恶变为睾丸肿瘤。隐睾患者的睾丸肿瘤发病率比正常人高 3~14 倍，其中腹腔内隐睾的恶变率高达 20~35 倍。而且，隐睾易受外伤、发生睾丸扭转，容易导致患者有自卑心理。

1 岁以前，通过药物治疗有可能使睾丸降入阴囊。1 岁以后，就要行睾丸下降固定术。2 岁以前做手术，生育能力一般可保留。因此，手术最好在 2 岁以前进行。

腮腺炎

王先生有一个 5 岁的女儿，近几年准备再要一个小孩，但是与老婆尝试了两年多仍未生育。于是来医院检查，检查结果让他大吃一惊，精液中竟然一个精子都没有。于是来到生殖中心做了睾丸活检，病理结果显示睾丸中成熟精子明显减少，诊断为睾丸生精功能低下。王先生很纳闷，自己以前可以生育，现在为什么会出现睾丸生精功能低下呢？在医生的询问下，王先生回忆起自己 3 年前得过一次腮腺炎，不仅腮帮子肿了，还有阴囊红肿和疼痛。医生告诉他，睾丸生精功能低下可能就是那次腮腺炎导致的。

腮腺炎与睾丸炎，共同的病毒在作怪

腮腺炎，即流行性腮腺炎，俗称肿痄腮，由腮腺炎病毒所引起，具有高度传染性。通过患者唾液、鼻咽部分泌物的飞沫，在空气、灰尘中传播，多在冬春季发病。病后可有持久免疫力。腮腺炎病毒不仅侵犯腮腺，还可侵犯机体很多重要器官及组织，造成相应疾病，如睾丸、卵巢、胰腺、甲状腺等。

腮腺炎一般先有感冒症状，之后出现以耳垂为中心向前、向后、向下的腮腺肿大，局部疼痛，张口、吃饭都会加剧疼痛。可以是双侧，也可以是单侧，疾病在 1~2 周后自愈。

睾丸炎通常在腮腺炎发病 1~2 周内出现，有三分之一的患者累

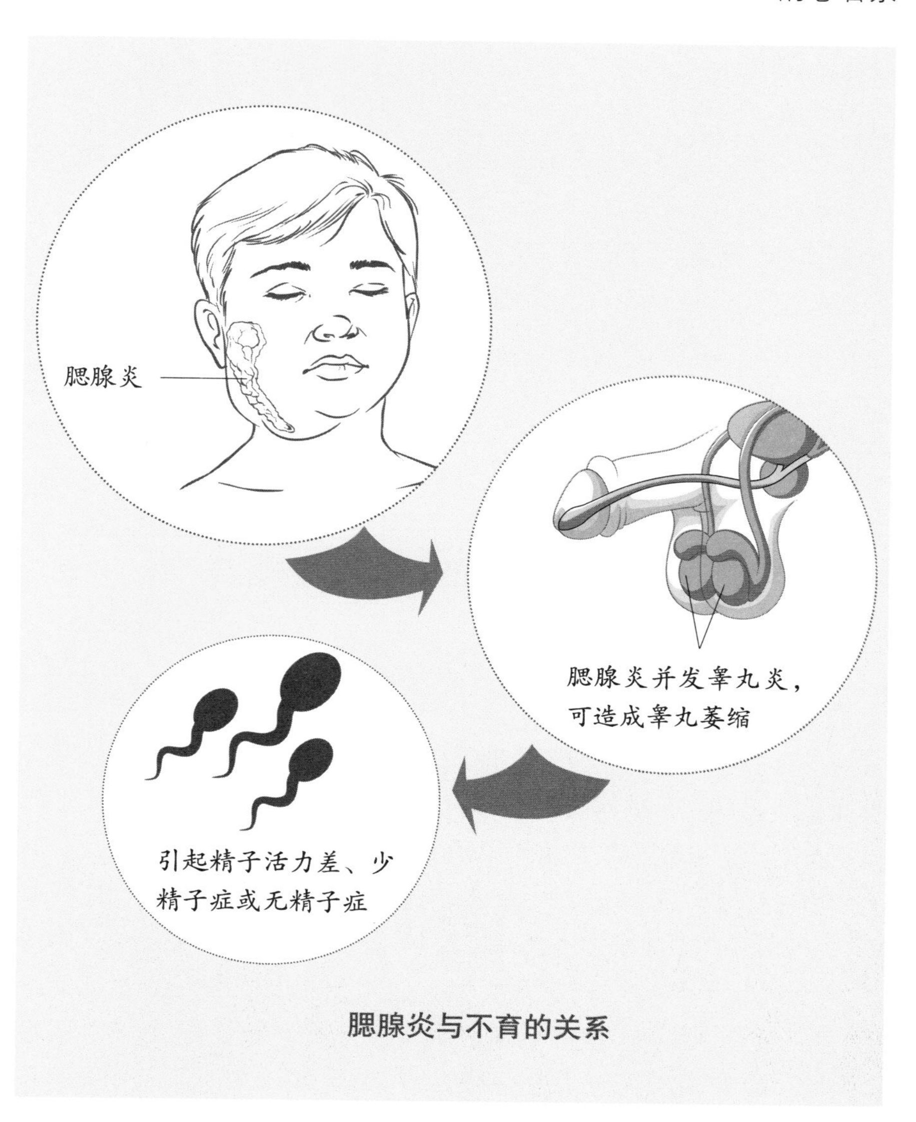

腮腺炎与不育的关系

及双侧睾丸，三分之二为单侧。发病症状主要是阴囊红肿，睾丸肿胀、变硬、疼痛，触摸时疼痛加重，行动不便，并伴有高热、寒战、头痛、恶心、呕吐、下腹痛。病症在7~10天减轻消退，睾丸疼痛、肿胀消失，但坚硬可持续较久。

青春期后得腮腺炎，不育风险更大

腮腺炎并发睾丸炎，发生在青春期前男孩的机会较少，而且一般不会影响生育能力。因为，即使睾丸受累，通常也可完全康复，故造成睾丸永久性损伤的机会较小。青春期或成年男性患腮腺炎者，更容易并发睾丸炎，而且可能会影响生育能力。睾丸炎可导致睾丸曲精细管的生精细胞和睾丸间质细胞受到病毒的不可修复的损伤，造成不同程度的生精障碍和性腺功能低下，严重时可造成睾丸萎缩。青春期或成年男性患腮腺炎并发睾丸炎，约半数患者会发生睾丸萎缩。单侧睾丸萎缩，很少影响生育，也不会影响性生活。但如果是双侧睾丸萎缩，则会引起精子活力差、少精子症或无精子症，导致不育，部分伴有性腺功能低下。

应对得当，可保护生育力

青春期前的男孩患腮腺炎时，治疗目的主要是腮腺炎本身。对青春期或青春期后患腮腺炎并发睾丸炎的男子，主要治疗睾丸炎，发病后应及早治疗。目前缺乏有效杀灭病毒的药物，主要是支持治疗。患者应卧床休息，在阴囊处放置冷水袋，以降低睾丸的局部温度，减轻疼痛；将阴囊托起，以减轻疼痛、肿胀，防止和减少不育的后遗症；疼痛严重时，可给予止痛药；急性期可每天服用强的松，起到缓解症状的作用；使用丙种球蛋白或免疫球蛋白血清，可以大大缓和病情，减缓细胞损伤的严重程度，有助于保护生育力。

内分泌性不育

王先生身高一米八八，人也长得俊秀，但是性功能很差，阴茎勃起困难，也不能射精。于是他去医院检查。医生体格检查发现其阴茎和睾丸等外生殖器发育不良，嗅觉不完全丧失。在医生建议下，王先生检测了生殖内分泌激素水平，结果发现卵泡刺激素（FSH）、黄体生成素（LH）、睾酮（T）等三项指标都低于正常。王先生很疑惑，为何会这样呢？

下丘脑－垂体－睾丸轴异常会导致不育

男性的性功能和生育能力不仅与生殖系统相关，而且与内分泌系统也密切相关。雄激素（主要是睾酮）是男人性功能和生精功能的发动机，主要由睾丸分泌，并且受下丘脑和垂体分泌激素的调控。下丘脑分泌促性腺激素释放激素（GnRH），促进垂体分泌促性腺激素，包括卵泡刺激素（FSH）和黄体生成素（LH），促进睾丸功能；睾丸分泌睾酮（T）。下丘脑、垂体和睾丸，共同组成下丘脑－垂体－睾丸轴，通过正反馈和负反馈等机制调控体内的雄激素（主要是睾酮）水平，进而维持正常的生精功能和性功能，其中任何一个环节发生障碍，都有可能导致男性不育。其他一些内分泌器官，如肾上腺和甲状腺等也可通过改

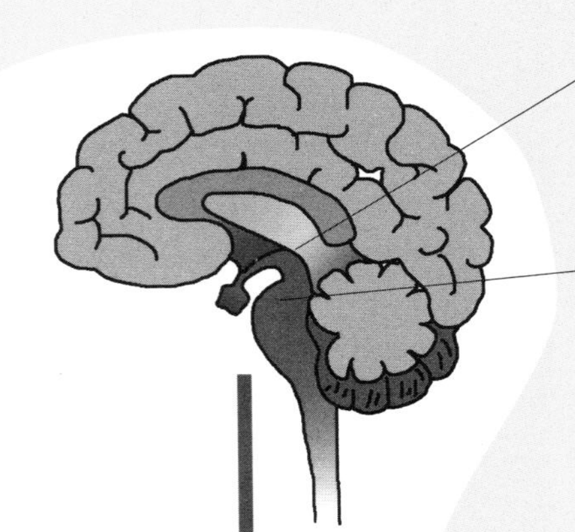

下丘脑、垂体和睾丸,共同组成下丘脑－垂体－睾丸轴,通过正反馈和负反馈等机制调控体内的雄激素(主要是睾酮)水平,进而维持正常的生精功能和性功能,其中任何一个环节发生障碍,都有可能导致男性不育。

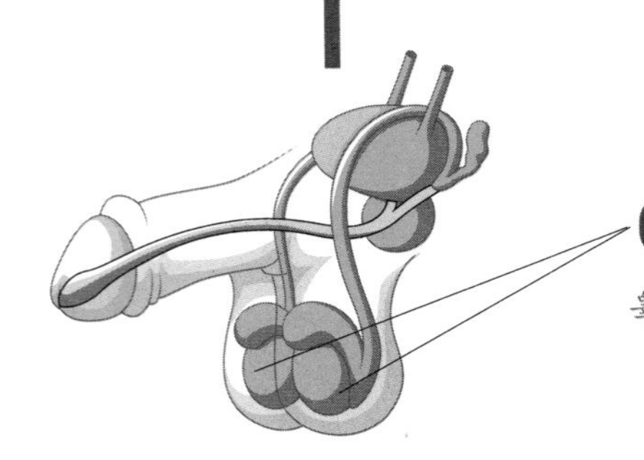

变下丘脑－垂体－睾丸轴的功能而引起不育。这些由于内分泌激素水平异常导致的不育，称为内分泌性不育。

所以，医生测定生殖相关的内分泌激素，正是为了评价下丘脑－垂体－睾丸轴的功能，并对功能障碍进行精确定位。王先生的检验结果显示FSH、LH和T都降低，结合其体格检查发现外生殖器发育不良和嗅觉障碍，极有可能是一种先天性下丘脑疾病——卡尔曼综合征（Kallmann Syndrome,KS），一种伴有嗅觉缺失或减退的低促性腺激素型性腺功能减退症。俗话说，“上梁不正下梁歪”。该病是由于下丘脑不能正常分泌促性腺激素释放激素（GnRH），进而引起垂体分泌卵泡刺激素（FSH）和黄体生成素（LH）减少——“上梁不正”，造成睾丸分泌睾酮（T）减少——“下梁歪”，最终导致患者缺乏正常的性功能和生精功能。因此，可以通过纠正“上梁”（补充GnRH、FSH或LH），进而纠正“下梁”（提高睾丸功能），来治疗卡尔曼综合征（KS）。

其他内分泌因素导致不育

1. 后天性因素如创伤、放射性损伤、炎症、肿瘤、系统性疾病，等均可通过影响下丘脑和垂体的功能从而导致不育。此时应积极治疗原发病，必要时可以使用促性腺激素和雄激素。

2. 睾丸病变引起的不育（原发性性腺功能减退症），病因包括先天性疾病，如克氏综合征（47，XXY）、隐睾、腹股沟疝等，后天性疾病，如睾丸炎、睾丸扭转、腮腺炎、放化疗等，都会对睾丸功能造成损伤。

3. 最常见的一种内分泌疾病——糖尿病，也可能是不育的幕后元凶。研究表明，患糖尿病7年或7年以上的患者，约有50%出现生育问题。一方面，糖尿病可通过下丘脑－垂体－睾丸轴影响精液质量，另一方面，糖尿病导致的血管神经损伤会引起勃起功能障碍和射精功能障碍，从而引起不育。

总之，对于内分泌性不育患者，我们除了检查其精液之外，还应测定其生殖内分泌激素，结合体格检查和临床表现，对下丘脑－垂体－睾丸轴的发病部位进行精确定位，找到病因。怀疑是遗传性疾病时，还需要作染色体核型分析等遗传学相关检查。考虑为甲状腺疾病、肾上腺疾病以及糖尿病引起的不育时，还须行甲状腺和肾上腺功能测定或糖尿病的有关检查。

前列腺炎的"无后"谎言

部分无良机构的错误宣传，让许多慢性前列腺炎患者陷入不育的恐惧之中。但实际上，绝大多数患者是可以正常生育的。

错误宣传盛行

小李最近很焦虑，他在火车站看了广告后，去某男科医院做了检查，被告知自己患有慢性前列腺炎，而且会导致不育的严重后果。想到自己可能会"无后"，小李心理压力特别大，询问慢性前列腺炎是否会导致不育。

近年来，部分无良医疗机构及媒体的错误宣传，使很多人存在"得了前列腺炎就一定会导致男性不育"这种错误观念。事实上，慢性前列腺炎与不育没有必然的因果关系，大部分慢性前列腺炎患者可以正常生育。只有少部分慢性前列腺炎患者的生育能力受到了影响。

仅少数人的精液和性功能受影响

慢性前列腺炎，会增加男性精液不液化的发生率，影响男性生育能力。前列腺液是精液的重要组成部分。正常男性的精液，在射精后几分钟至一小时内，在前列腺分泌的促液化因子作用下，会由凝固的胶冻状逐渐变为液体状，即精液的液化。而慢性前列腺炎会引起前列腺分泌的促液化因子减少，造成精液液化不良或精液不液化，进而导致精子被困在精液中难以游动，精子活力受到很大影响，可能会导致不育。这是慢性前列腺炎影响男性生育能力的最常见机制。

同时，慢性前列腺炎，可能会引起精子活力下降和精子畸形率升高，影响男性生育能力。部分患者精液中的酸性物质增加，使精液酸碱度下降，影响精子活力；或精液中有大量的白细胞，这些白细胞可以吞噬精子，而且会产生氧自由基攻击精子细胞膜，导致精子活力下降；或精液中含有细菌、解脲支原体与沙眼衣原体等病原体，这些病原体会吸附在精子表面导致精子畸形，影响精子的正常功能。

此外，慢性前列腺炎可能会引起性欲下降、勃起功能障碍、早泄、不射精等性功能障碍，影响男性生育能力。部分患者存在射精痛、性交时不适感等症状，或存在明显精神心理负担和人格特性的改变，主要表现为焦虑、抑郁、精力减退、疲乏、多疑、性病恐惧症、失眠多梦等，这些不适症状和精神心理负担可能会造成性欲下降、勃起功能障碍、早泄、不射精等性功能障碍。

若配偶一年未孕，应评估精子质量

总之，慢性前列腺炎确实可能会影响少数患者的生育能力，但是对绝大多数患者的生育能力影响不大。慢性前列腺炎患者，如果有正常性生活且未避孕，一年仍未使配偶怀孕，建议到正规医院做精液常规、精子形态学染色分析、精液白细胞染色等检查，明确精液质量有无受到影响及其严重程度，同时评估性功能状况。若确实存在精液质量下降或性功能障碍，可以在男科医生指导下通过药物治疗和生活保健，提高精液质量和改善性功能，进而恢复正常的生育能力。

经典答疑

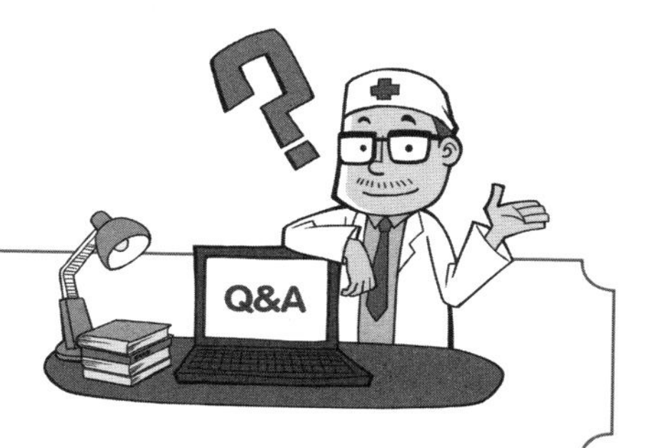

◆精子畸形会造成胎儿畸形吗？

问：精子畸形率高会不会造成胎儿畸形呢？会不会很容易流产啊？

答：其实，胎儿畸形与精子畸形不是一回事。精子畸形只是形状不正常，影响受精能力，精子内在质量才是影响胚胎质量和流产的主要因素。单纯精子畸形率高不会导致流产率和胎儿畸形率升高，但是部分畸形精子症患者存在精子DNA碎片率高、染色体异常等疾病，才会造成流产率和胎儿畸形率升高。

胎儿畸形主要发生在女性怀孕的早期（头三个月内）。如果在此期间，孕妇感染病原体、发热、服用有危害性的药物（抗生素、激素、神经类等具有生殖毒性的药物）、接触到环境危险因素（酗酒、农药、射线）等，将会直接危害到胎儿器官的发育，导致胎儿畸形或发育迟滞，并容易流产。由此看来，胎儿畸形与精子畸形没有必然关联。

◆能射出精液，怎么还会是无精子症呢?

问：每次性生活都能排出东西来，而且“量”也不少，为什么检查后有些患者仍被诊断为无精子症呢?

答：大家混淆了精液和精子的概念。精液和精子是不同的，精液包括前列腺液、精囊液、睾丸和附睾的液体，以及其他附属腺体分泌的液体，其中睾丸来源的精子仅占极少的部分。由于睾丸不产生精子，或者产生的精子不能排放出来，对精液的量并不会产生较大的影响，就像经过输精管结扎进行节育的男人仍然可以排出精液一样。所以，尽管你可以射出大量的精液，但里面可以有精子，也可以没有精子。

◆妻子会引起丈夫不育吗?

问：我是一名农村妇女，结婚 6 年一直未生育。曾多次到医院检查，都说我没什么病。而丈夫却查出精子总数少，其中死精子比活的还多。由于经济条件差，丈夫的治疗一直断断续续，至今仍未见效。丈夫及家人都说，是因为结婚后我使他得了这种病，要我们夫妻离婚。请问我真的会引起丈夫不育吗?

答：男性不育的病因很多，其中少精子症和死精子症是很常见的。而引起少精和死精的原因也较多。比如精索静脉曲张使睾丸供氧不足，营养缺乏，有毒物质增加，温度升高，导致精子生成减少和精子寿命缩短；隐睾和睾丸发育不良不仅使本身的生精组织受损害，而且可累及对侧已降至阴囊内的睾丸；内分泌疾病使生殖激素分泌异常，或使下丘脑－垂体－睾丸轴发生紊乱，也使睾丸不能发挥正常功能；生活和工作环境中的有毒物质进入体内，干扰了睾丸的生精功能；抗精子抗体破坏已生成的精子，使其数量减少、活动能力减弱、加速死亡等等。这些因素都是男性自身的病变，与女性几乎没有任何关系。

不过，有一种常见的病因即生殖系统的炎症，这就可能与女性有关。当妻子患有阴道炎等妇科炎症时，通过性交把病原体（如淋球菌、支原体、衣原体、葡萄球菌等）传入男性生殖道内，从而发生生殖道和生殖腺的感染，进一步引起精浆（精液中除精子外的成分）的成分改变；或抗精子抗体增高；或炎症直接损害精子。这种情况往往一方面表现为继发性不育，另一方面必须有妻子患上述炎症的证据，同时还要排除其他传染源。因此，如果到医院检查后你都不具备上述这些状况，那么，你丈夫的不育就与你无关。

小结

1. 男性不育的原因，最常见的是精子异常，其次是性功能障碍。

2. 精子异常包括少精子症、弱精子症、畸精子症和无精子症，还包括精液液化不良、精子 DNA 碎片率高等，这些问题都可能影响精卵受精，从而导致不育。

3. 导致精子出现问题的源头在于生活习惯和各种影响生殖系统的疾病，例如精索静脉曲张、附睾炎、腮腺炎、内分泌激素的异常等等。因此，调整生活习惯和对这些疾病进行正规治疗，非常重要。

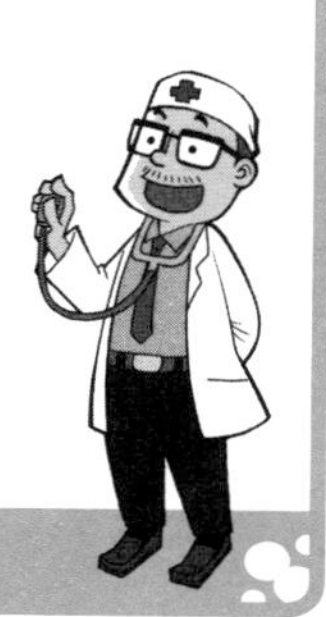

基础篇二

不育的检查

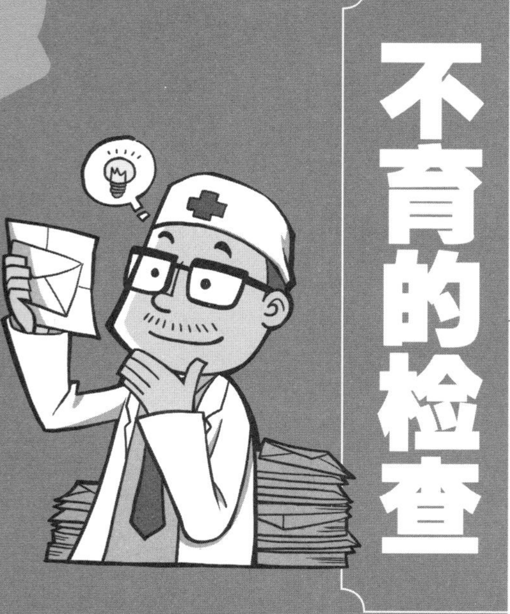

PART 1 三步洞察男性生育力

精液检查是评估男性生育力最重要的依据，包括精液常规分析、精子形态学染色分析、精子顶体反应分析、精子核DNA碎片分析、抗精子抗体检测、精浆生化分析、精液感染性指标分析等。出于经济方面考虑，男性生育能力检查一般分三步走。

第一步 基本的精液检查

最基本的精液检查包括精液常规分析和精子形态学染色分析，适用于每一位男性。主要检查指标包括精子浓度、精子活动力和正常形态精子所占的比例。

（1）精液常规分析：主要包括精液量、精液液化时间、精液pH值、精子浓度、精子活动力。

（2）精子形态学染色分析：是对精子进行特殊染色后观察精子的形态，结果常描述为正常形态精子所占的比例、畸形精子所占的比例，在一定程度上反映了精子使卵细胞受精、精卵结合形成受精卵的能力。

第二步 全面的精液检查

在第一步的基本精液检查中，结果基本正常的不明原因不育患者，需要在男科医生指导下，做进一步的全面精液检查。准备做辅助生殖治疗（人工授精或试管婴儿）的不育患者，需要全面检查精液，为制定辅助生殖方案提供依据，一般需要做精液常规分析、精子形态学染色分析和精子顶体反应分析。若有必要，还需要做精子核DNA碎片分析、抗精子抗体检测和精液感染性指标分析等。

（1）精子顶体反应分析：在一定程度上反映精子使卵细胞受精的能力。

（2）精子核DNA碎片分析：分析精子核内有DNA碎片的精子所占的比例。适用于女方有不明原因流产和胚胎停育的不育患者、准备做试管婴儿治疗的不育患者。

（3）抗精子抗体检测：适用于精子活力差、精子凝集较多或者不明原因的不育患者。

（4）精浆生化分析：反映附睾和精囊的分泌功能及其通畅情况，适用于怀疑有输精管道梗阻的无精子症或重度少精子症患者。

（5）精液感染性指标分析：反映精液中有无感染和炎症。适用于精液常规分析显示圆细胞比例过高、怀疑有生殖腺体感染的不育患者。

第三步 非精液检查项目

非精液检查项目包括性激素检查、外周血染色体核型分析、Y染色体微缺失分析、地中海贫血基因突变分析、生殖系统超声学检查等。如果精液检查结果有严重异常，则需要在男科医生的指导下做这些非精液检查项目，有助于找到不育的病因和针对病因进行治疗，也有助于为制定辅助生殖方案（人工授精或试管婴儿）提供依据。

如果男方的上述所有精液检查都正常，而且性功能、外周血染色体和地中海贫血基因突变等遗传学检查也正常，就可以认为男方生育能力正常。这时，不孕不育夫妇的检查侧重点就要倾向于女方这边了。

三步洞察男性生育力

精液检查是评估男性生育力的最重要依据。

如果三步检查都正常，就可认为男方生育能力正常，这时检查侧重点就要倾向女方那边了。

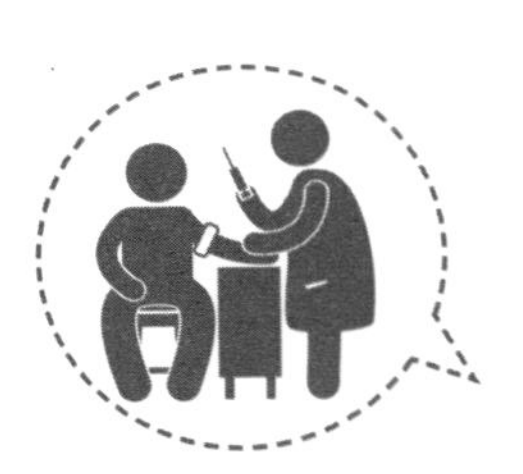

性激素检查
外周血染色体核型分析
Y 染色体微缺失分析
地中海贫血基因突变分析
生殖系统超声学检查

第三步：非精液检查

顶体反应分析　精子核 DNA 碎片
抗精子抗体　精浆生化
精液感染性指标

第二步：全面精液检查

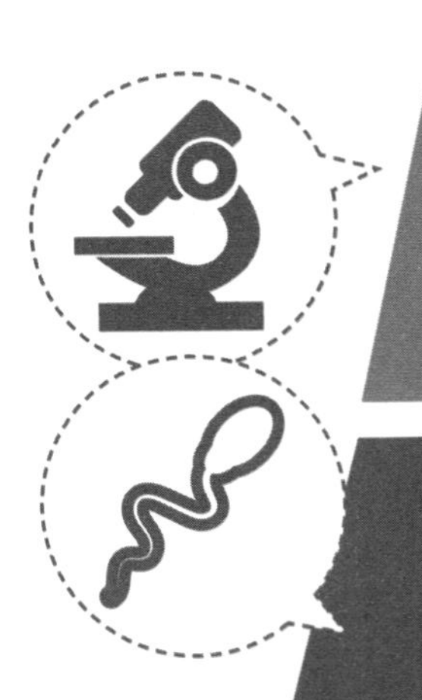

常规　精液量　精液液化时间
精液 pH 值　精子浓度　精子活动力
形态　正常精子　畸形精子

第一步：基本精液检查

PART 2

这样取精才正确

该如何取精？这是很多患者做精液检查前的普遍困惑。取精需注意以下几点：

取精前禁欲 2~7 天

如果能够正常射精，一般都是手淫取精。精液检查之前必须禁欲 2~7 天，也就是最近一次精液排出之后 48 小时到 7 天内未再射精。禁欲时间少于 48 小时或超过 7 天，都不适合做精液检查。

取出精液后最好 30 分钟内送检

但有很多患者在医院里很紧张，取不出精液。能在家里或者宾馆里取了之后再送到医院吗？

如果患者实在是取不出精液，那也只能在院外取了。当然，我们建议最好在医院内取精，因为精液取出后应立即送检。若患者在外面取精的话，取出精液后最好在 30 分钟内送到，最长不得超过 1 小时。

若天气温比较低，送过来时要注意保温，把盛有精液的试管攥在手里或者放在贴身衣物里。还有，取精前，患者要先去实验室拿专门的验精杯，射出的精液必须收集到专门的验精杯内。要注意，不要污染精液，不能遗漏任何精液，尤其是前段精液。

不能用普通避孕套搜集精液

有些患者手淫无法取出精子，而是采用阴道内性交法取精的，把

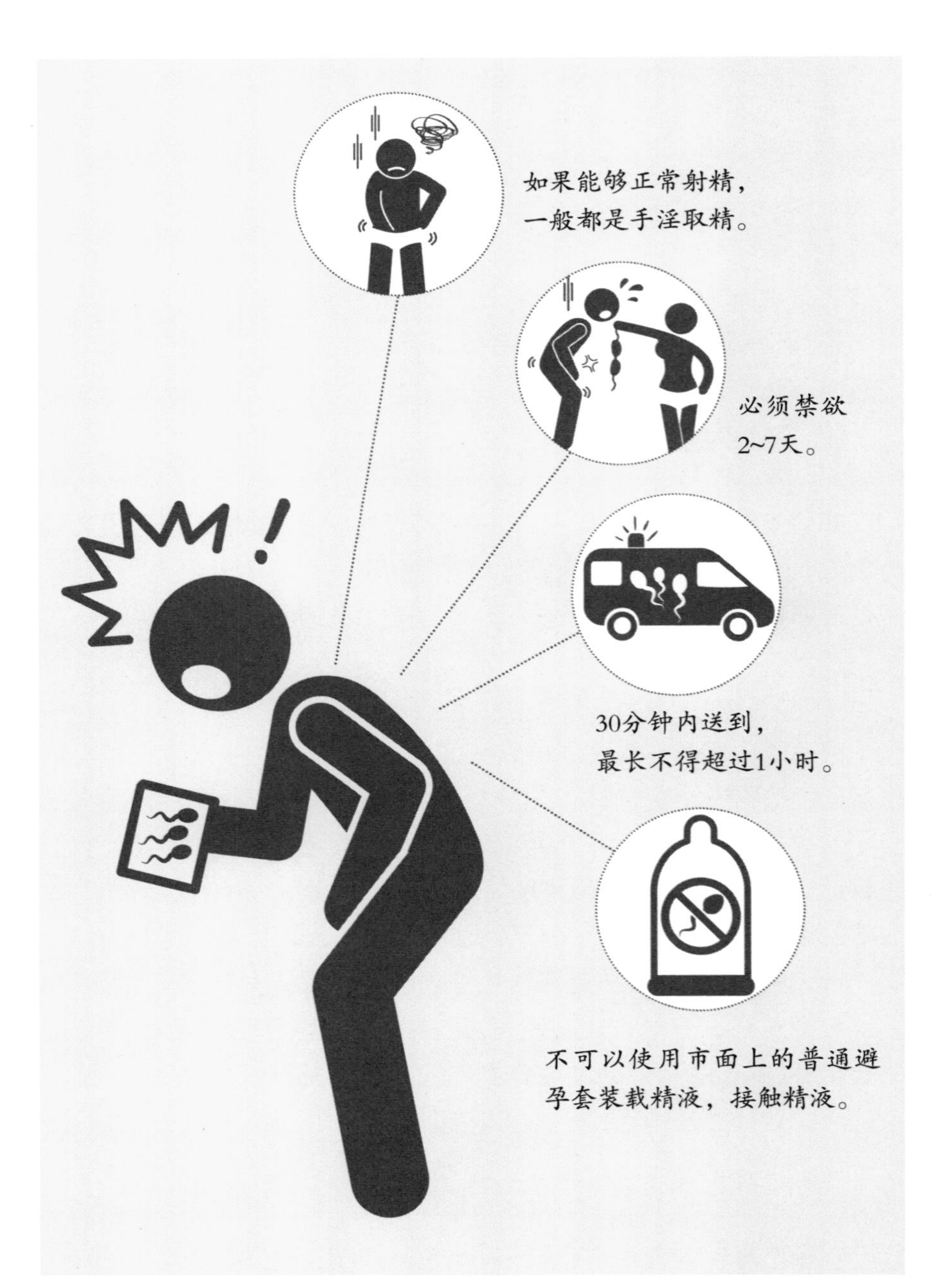
如果能够正常射精，
一般都是手淫取精。
必须禁欲
2~7天。
30分钟内送到，
最长不得超过1小时。
不可以使用市面上的普通避
孕套装载精液，接触精液。

避孕套里所有的精液都倒进验精杯里，这是一种错误的做法。这些避孕套本身的材质及存在的某些化学物质，如润滑剂，是具有杀精作用的，从而可能会影响精液的检查结果。即使反复洗了很多次，仍然可能影响检测结果。首先，不可能完全洁净避孕套，可能残存一些物质；其次，洗后无法对该避孕套进行消毒，它不是一个无菌的容器；还有，再怎么清洗，都无法改变避孕套本身的材质——这些都可能会影响检测结果。如果要采取性交取精的方式，收集精液可以使用特制避孕套，不可以使用市面上的普通避孕套。

尽量不要用体外射精方式取精

在同房时中断性交，用体外射精的方法收集精液，经常会导致最先射出的那部分精液丢失，没有取到杯子里，而这部分精液往往是精子浓度最高的。

精液检查是男性不育最基本和最常用项目。但是，精液检查不是随意的检查，它有一些检查要求。男方在取精液前，必须按照上面所说的注意事项采集标本，才能准确反映本身的精子质量和生育能力。

当然，男性精液质量本身会有一定程度的波动，一次检查结果的异常，并不能完全反映男性精液真实状况。有些情况下，需要反复数次地检查精液，才能明确精液的真实情况。

PART 3
教你看懂精液化验单

项目	正常值	异常的后果
外观	白色或黄色半流体状	红色提示精囊炎
精液体积	≥ 1.5 毫升	精液量过少造成每次射出的精子总数偏少，受孕率下降，造成不育
精子浓度	$\geq 15\times10^6$ 个 / 毫升	小于正常值为少精子症
精子总数	$\geq 39\times10^6$ 个 / 次	精液化验最重要的指标。精子在从阴道游到输卵管进行受精的过程中，会损失大量的精子，而且卵子自然受孕需要大量的精子进行自由竞争才可以完成
精子活力	≥ 32%	与生育力关系最为密切的指标。精子在从阴道游到输卵管和进行受精的过程，都需要活力很好的精子才可以完成。活力差则受孕率下降，造成不育
精子形态	正常比例≥ 4%	畸形精子的受精能力较差，难以使卵子受精
精液液化时间	5 ~ 60 分钟	超过 60 分钟为异常。精液不液化使得精子游动困难，阻碍其在女性生殖道中的运动，女方受孕困难
pH 值	7.2~8.0	当 pH 值小于 6 时，精子即停止活动。细菌污染和含有死精子的精液可能会产生氨，使 pH 值大于 8

对于男性不育患者，精液化验是最基本的检查，可以反映男性的生育能力。然而很多男性朋友看到精液化验单时一脸茫然，看不懂精液化验单，不知道自己的精液和精子是好还是差，会不会影响生育，甚至把小问题当成大问题，造成不必要的焦虑。

其实，精液化验单是不难看懂的。按照WHO第五版的检查标准，一般的精液常规化验单主要包括以下指标。

1. 精液体积。精液体积的正常值应该≥ 1.5 毫升。精液量每次少于 1.5 毫升称为精液量过少，造成每次射出的精子总数偏少，受孕率下降，造成不育。

2. 精子浓度。精子浓度的正常值应该≥ 15×10^6 个/毫升。

3. 精子总数。一次射精的精子总数的正常值应该≥ 39×10^6 个/毫升。精液体积乘以精子浓度就是精子总数了。精子总数是精液化验单上最重要的指标。虽然形成 1 个受精卵只需要 1 个精子，但是精子在从阴道游到输卵管进行受精的过程中，会损失大量的精子，而且卵子自然受孕需要大量的精子进行自由竞争才可以完成。

4. 精子活力。主要是指前向运动精子百分比（PR），PR 的正常值应该≥ 32%。精子活力也是很重要的指标，精子在从阴道游到输卵管和进行受精的过程，都需要活力很好的精子才可以完成。前向运动精子百分比（PR）≥ 32% 只是最低要求，刚刚及格，通常前向运动精子百分比（PR）≥ 50% 时才会有比较高的自然怀孕率。

5. 精子形态。就是通过染色的方法，观察精子的外表正不正常，那些大头或小头精子、多头精子、多尾精子等都属于畸形的精子。因为WHO第五版的检查标准对于精子形态的要求比较严格，精子正常形态百分率应该≥ 4%。精子正常形态百分率＜ 4% 时，就属于畸形精子症，反映出精子的受精能力比较差，难以使卵子受精。

6. 精液液化时间。正常精液在射出后为胶冻状或凝块，一般在60 分钟内精液逐渐转变为液化状态，这一现象被称为精液液化。如果这一过程大于 60 分钟，称为精液液化时间延长或精液不液化。精液不液化使精子游动困难，阻碍其在女性生殖道中的运动和受精，造成不育。

PART 4 一份精液，不能定终生

很多时候，患者拿着精液报告前来咨询："医生，为什么我两次精液检查结果不一样啊？我到底能不能生育呀？我这种情况能不能治好呀？"这时，医生也不能轻易答复，而是让患者再做1~2次精液检查。

2~3份精液报告，方能反映生育能力

通过精液检查，可以对男性的生育能力进行评估。但是，通过1份精液标本的评估，不可能确定一位男性的精液质量和生育能力。因为男性的精液质量是有波动的，而且不同医院的检验准确度和可行度也不同。1份精液标本，是很难完全评估患者的生育能力的，必须检测该男子的2~3份精液标本，这有助于获取较为准确和有效的信息。

倘若多次采集标本，每次禁欲天数均应尽可能一致。一般要求射精后间隔2~7天再射精和检查精液，即不能短于2天，也不能超过7天。而对于具体的某个患者来说，中间的间隔时间最好相同。这样做，可以获得更好的精确度。

精液异常，至少查两次

一般来说，如果第一次精液检查结果正常，说明男方基本没毛病，通常无须进行第二次检查；但是，如果第一次精液检查不正常，也先不用紧张，可以间隔一段时间后进行第二次精液检查。如果前后两次的

精液检查结果均为异常,就可认定存在少精子症或弱精子症等精液异常情况了。

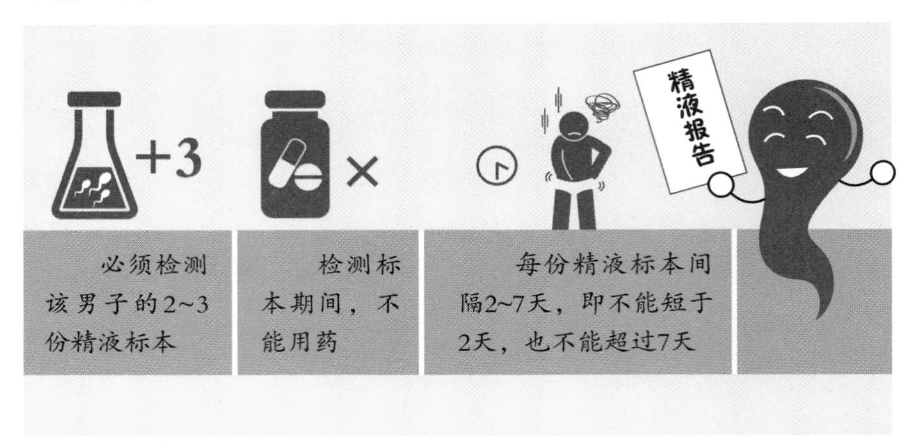

PART 5

微量元素，功臣还是祸害

人体内有一类含量很少的元素，俗称微量元素。别看它们的含量不足人体体重的0.01%，但却具有重要的生殖意义。

陈先生精液质量稍差，经过几个月的中西医调理，陈先生的精液质量仍然时好时差，一直不能尽如人意，陈太太终归未能如愿受孕。最后，医生为陈先生做精液微量元素测定，结果发现其中的锌含量明显偏低。于是，进行中西药治疗的同时，适当给陈先生补了锌。令人十分欣喜的是，之后，陈先生精液的质量逐渐回复正常，不到半年时间，陈太太传过来喜讯。

微量元素对男性生殖的影响，由此可见一斑。下面我们就来看看，微量元素对生育究竟起了怎样的关键性作用。对于微量元素——

有些是功臣

1. 锌。锌是人体必需的微量元素，尤其在睾丸发育、精子形成，以及维持精子活力等方面具有重要意义。人体的锌主要集中于生殖器官（如睾丸、附睾和前列腺）中，精液中的锌含量尤其高，主要由前列腺分泌而来。

锌对精子有保护作用。首先，它可与精子细胞核中的染色质巯基结合，防止染色体过早解聚。其次，锌是超氧化物歧化酶的金属成分之一，可通过消除自由基、保护精子细胞膜的过氧化，维持精子细胞的正常形态、结构和功能。最后，锌还参与精液中很多酶的组成。因此，锌含量不足可影响这些酶的活性，使精子活力下降，从而导致男性生殖能力下降。实验研究发现，缺锌可使精子发育处于停滞状态。临床资料也显示，精浆中锌水平过低将影响精子活力，导致男性生殖能力下降，适当补锌可提高精子数量和活力，有利于生育。

2. 硒。硒在人体酶系统和免疫系统中举足轻重，是精浆中谷胱甘肽过氧化物酶的重要成分（此酶可防止精子膜形成过氧化脂质，使精子具备良好的形态和功能），并能中和镉、汞对生殖器官的毒性。现已证实，精液中硒的含量下降确与不育有关。

有些是祸害

1. 铅。铅对男性生殖器的毒性作用，主要表现为精子数目减少、精子畸形率增多和精子活力下降。研究表明，铅对睾丸的直接毒性作用，以及通过间接阻断下丘脑－垂体－睾丸的调节功能，可影响睾丸的生精功能，使精子数目减少及畸形精子率增高。铅对附属性腺的毒性作用则可影响精液中的果糖代谢，使精液液化时间延长，从而影响精子的活力；铅还可抑制精液中琥珀酸脱氢酶的活性，使精子产能发生障碍，也使精子活力下降。

2. 镉。镉也是一种重要的重金属污染物，它容易蓄积于睾丸组织并对其产生损害。早期主要损害睾丸血管，影响睾丸血供，使睾丸功能受损；晚期则危及睾丸实质，使睾丸细胞坏死。因此，镉的摄入量过多，不但可导致精子数目减少和精子活力下降，还使雄激素水平下降，导致性功能障碍。

3. 锰。研究表明，生殖器官对锰特别敏感。而过量的锰对睾丸有毒性作用，可导致曲细精管生精细胞损伤，甚至变性坏死。锰中毒的男性，可出现精子数目减少和精子活力下降。长期中毒甚至会导致男性性功能障碍，引起性欲减退、射精困难、阴茎勃起时间短，乃至勃起功能障碍、早泄等。

4．铜。铜对精子有毒性作用，可抑制精子细胞内线粒体基质中乳酸脱氢酶同工酶 C4 的活性，阻碍精子的能量代谢，使精子活力下降甚至丧失。临床上使用的带铜避孕环，就是利用铜对精子的抑制作用而发挥功效的。

因此，对于男性不育患者，尤其是存在精液质量异常情况者，在治疗过程要特别注意检查血或精液中的微量元素：益则补之，害则除之，以保生殖健康。

小结

1. 精液检查是评估男性生育力的最重要依据。

2. 出于经济上考虑，男性生育能力检查一般分三步走：第一步是基本的精液检查；第二步是全面的精液检查；第三步是非精液检查。如果这三步检查都没问题，就可认为男性生育力正常，那就要侧重查女方了。

3. 精液检查之前必须禁欲 2~7 天，精液要 30 分钟内送检。

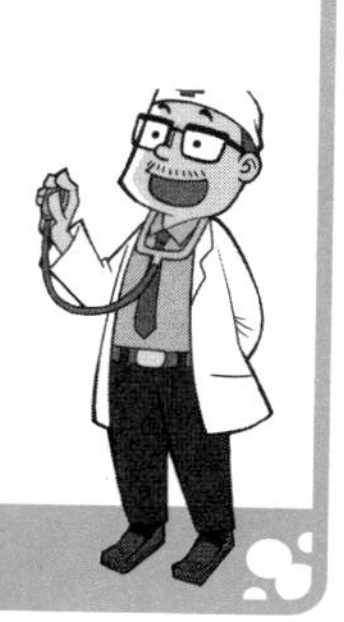

不育的治疗

治疗篇

男性不育的**降级治疗路线**

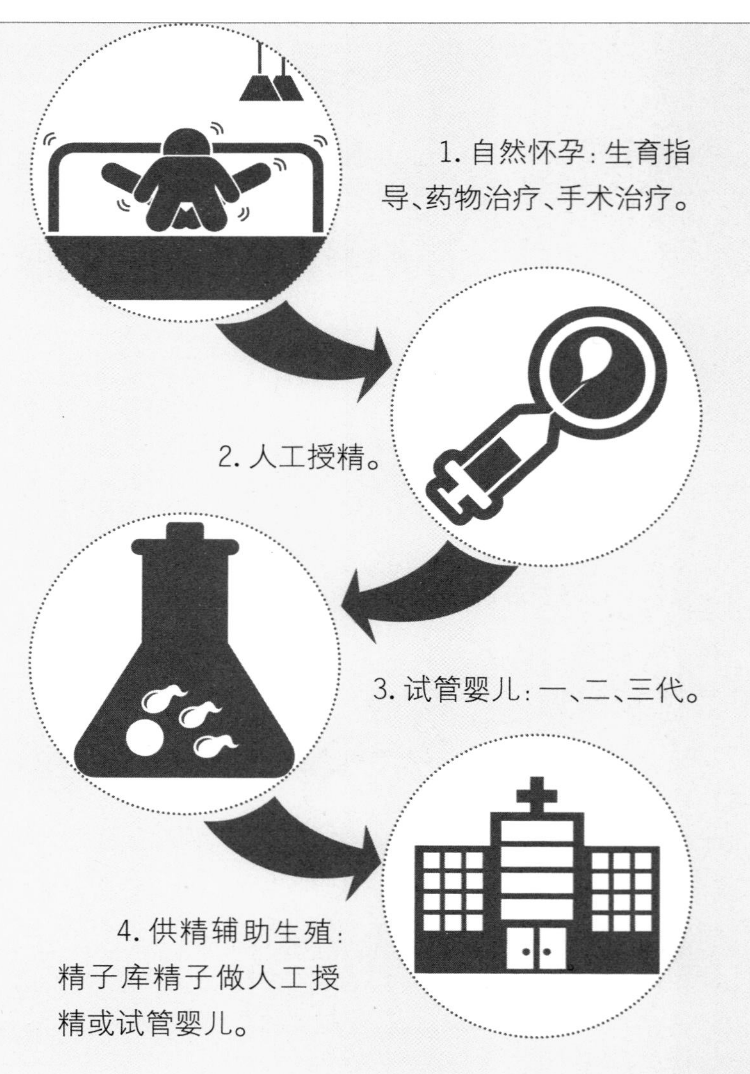

1. 自然怀孕：生育指导、药物治疗、手术治疗。

2. 人工授精。

3. 试管婴儿：一、二、三代。

4. 供精辅助生殖：精子库精子做人工授精或试管婴儿。

PART 1 药物治疗

精子问题，药到能否病除

相对于手术，吃药是男性不育患者较易接受的方式。哪些精子问题可以通过吃药来解决，又如何判断吃药的效果呢？

哪些精子问题吃药能解决

查出精子有问题，能吃药解决吗？哪些情况有机会治疗？

轻中度的精子异常，如少弱畸形精子症、精子顶体反应异常、精子DNA碎片率过高等问题，通过治疗，大部分都能够获得改善或治愈。

那些严重的少弱畸形精子症，可能要治疗比较长的时间才能获得改善，有一部分患者很难完全恢复正常，需要借助试管婴儿等辅助生殖技术获得生育。

无精子症比较复杂，要先通过检查进行分类诊断，再决定治疗方式，绝大多数的无精子症是不能单纯通过吃药来使精液中出现精子的，需要借助试管婴儿技术获得生育。

精子异常的治疗不光是药物治疗，还包括生活保健和手术治疗。这三种治疗方法有时要联合使用，最好是能够找到造成不育的病因，针对病因进行治疗，效果会比较好。

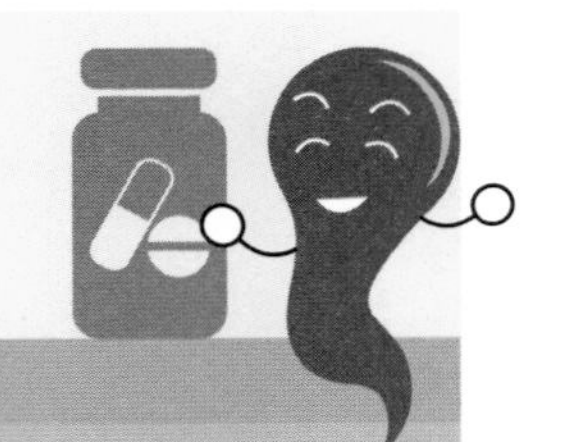

哪些精子问题可以通过吃药来解决?

①少弱畸形精子症;②精子顶体反应异常;③精子DNA碎片率过高。

如何知道吃药的效果

吃药有没有效果,怎么知道?要观察多久?

一个完整的精子发生周期是3个月。打个比方,就是原材料通过生产线的各个环节变为完整的产品,需要3个月的时间,而药物治疗就是作用于生产线的各个环节,来提高精子的产量和质量。

因此,治疗精子异常的药物,一般3个月为一个疗程,连续治疗3~6个月。在治疗过程中,弱精子症可以每1个月复查一次,少精子症、畸形精子症、精子顶体反应异常、精子DNA碎片率过高,可以2~3个月复查一次。治疗过程中,根据精液检查结果和患者的反应来调整用药。如果治疗过程中,精子异常没有明显改善,说明病情比较严重,建议及时更换药物治疗方案;如果用药物治疗6个月或更久,女方还没有怀孕,可以考虑借助人工授精或试管婴儿等辅助生殖技术来生育后代。一些严重的少弱畸形精子症和无精子症患者,可以直接采用试管婴儿等辅助生殖技术来生育后代。不要拖太久,因为女性的生育能力会随着年龄增大而降低,拖到女方年龄大了,就算男方精子完全正常了,也很难使女方怀孕了。

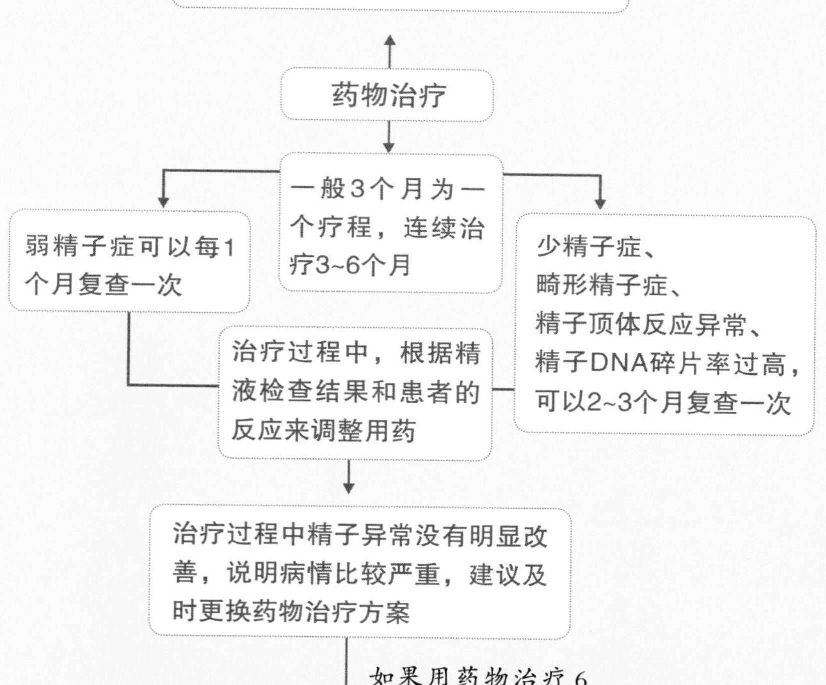
一些严重的少弱畸形精子症和无精子症患者，可以直接采用试管婴儿等辅助生殖技术来生育后代
药物治疗
弱精子症可以每1个月复查一次
一般3个月为一个疗程，连续治疗3~6个月
少精子症、畸形精子症、精子顶体反应异常、精子DNA碎片率过高，可以2~3个月复查一次
治疗过程中，根据精液检查结果和患者的反应来调整用药
治疗过程中精子异常没有明显改善，说明病情比较严重，建议及时更换药物治疗方案
如果用药物治疗6个月或更久，女方还没有怀孕
可以考虑借助人工授精或试管婴儿等辅助生殖技术来生育

药物治疗流程

已决定做试管婴儿，还需吃药吗

如果决定了做试管婴儿，男方还需要继续吃药吗？或者说，有什么需要注意或准备的？

已经决定了做试管婴儿，如果男方精子有异常，可以继续服药至精子恢复正常，或治疗至女方取卵日前一天，以便能够取得尽量好的精子来做试管婴儿。当然，如果之前治疗过3~6个月，精液改善不明显，也可以放弃治疗，等待做试管婴儿。在日常生活保健方面，注意不要熬夜，晚上11点之前要上床睡觉，尽量避免抽烟喝酒。要准备好夫妻双方的身份证、结婚证，有了这些证件才可以做辅助生殖。

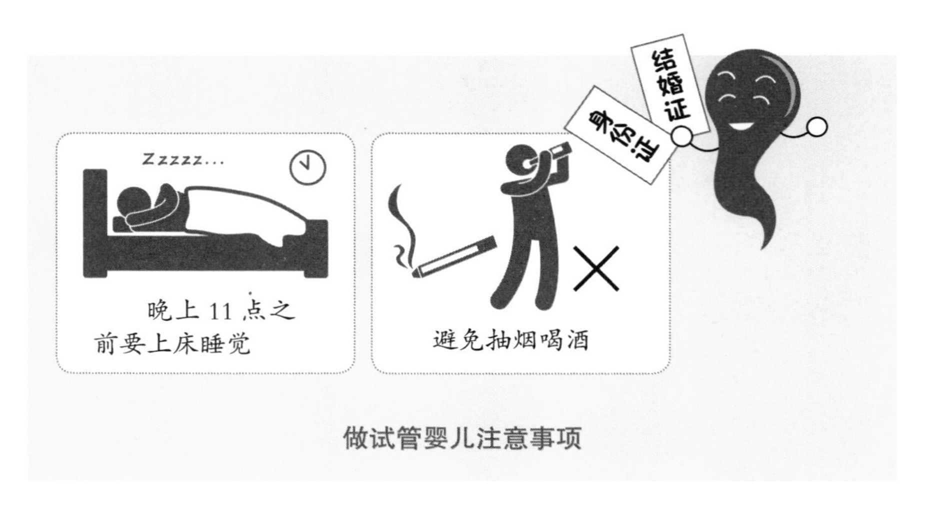

做试管婴儿注意事项

精液改善后，如何提高怀孕概率

若精液有改善，应该怎样过性生活，才有助于提高怀孕概率？

男性不育患者，在治疗过程中是可以尝试自然怀孕的，大部分治疗男性不育的药物一般对生育没有危害，不用担心会造成胎儿畸形。性生活方面，为了提高怀孕成功率，第一是要保证男方能把精子射入女方阴道，如果男方有勃起功能障碍、早泄、射精困难等性功能障碍，女方有阴道干涩、阴道闭锁、性冷淡等性功能障碍，一定要及时治疗；第二是要保证足够多的性交次数，20 多岁和 30 多岁的男性，可以每 2~3 天进行一次阴道内性交，至少每周要进行一次；第三是要保证在女方排卵期进行性交，女方单纯根据月经周期推算和测量体温，是很难准确算到排卵日的，建议最好是先根据月经周期推算排卵日，临近排卵日时，使用测排卵试纸或 B 超检测排卵等方法检测排卵，在排卵日当天和第二天都要进行阴道内性交，在这两天过性生活是最容易怀孕的。

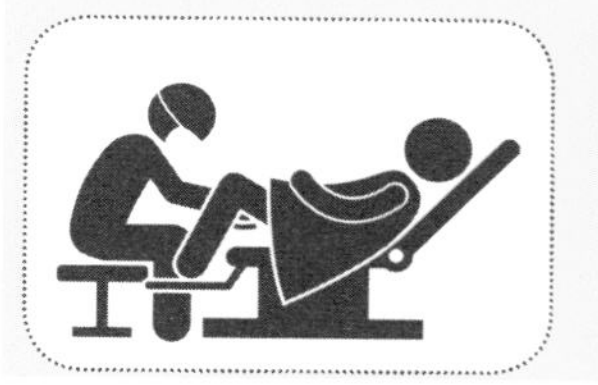

要保证男方能把精子射入女方阴道，如果男方有勃起功能障碍、早泄、射精困难等性功能障碍，女方有阴道干涩、阴道闭锁、性冷淡等性功能障碍，一定要及时治疗。

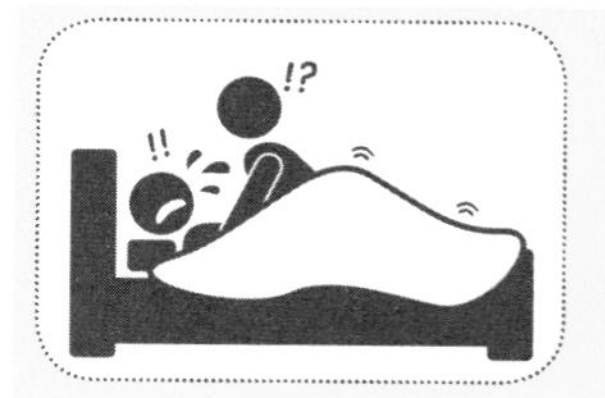

20 多岁和 30 多岁的男性，可以每 2~3 天进行一次阴道内性交，至少每周要进行一次。

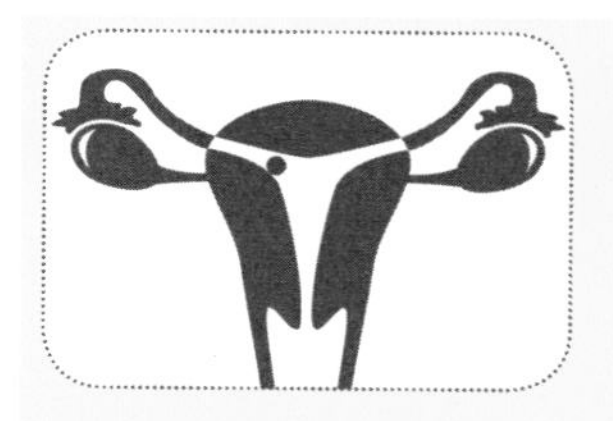

第三是要保证在女方排卵期进行性交，在排卵日当天和第二天都要进行阴道内性交，在这两天过性生活是最容易怀孕的。

怎样过性生活，才有助于提高怀孕机会

精子有异常，中医来帮忙

千万不要乱吃中药材

中医中药传统疗法治疗男性不育症已经有几千年的历史了，而且效果还不错。但是，中药不能乱吃。“是药三分毒。”很多补肾的中药材，服用过量时会造成内分泌紊乱，导致少精子或者无精子，甚至损害精子 DNA 引起女方流产。

使用中药治疗不育时，首选中成药

中成药就是通过传统炮制工艺和现代化的萃取技术，将中药材有效成分提取出来制作成的丸剂、片剂或胶囊。比起煲中药等方法，中成药具有有效成分含量高、服用方便、疗效好等优点。单纯通过煲中药等方法，不仅难以将中药材有效成分提取出来，而且药汤中还会残留很多有毒有害物质，损害肝肾功能。当然有一些特殊病例，没有特别合适的中成药，可以经过中医辨证论治后使用煲中药等传统方法服用中药。在炖汤等食物中加中药材，治疗效果就更差了，不建议使用。然而，中成药中也还有好药和坏药，关键还是找对医生，根据医生的建议，使用合适的中成药治疗不育。

PART 2 手术治疗

男性不育症的手术治疗有哪些

精索静脉结扎术

隐睾下降固定术

显微镜下附睾输精管吻合术

显微镜下输精管吻合术

经尿道射精管口切开术

精囊镜手术、睾丸穿刺取精术

经皮附睾穿刺取精术

显微镜下睾丸切开取精术

男性不育伴有精索静脉曲张的手术治疗

精索静脉曲张，什么时候需要手术治疗呢？

首先要明确，不是所有的精索静脉曲张都需要做手术。精索静脉曲张，多数情况下，对身体健康和生育力没有影响，不需要治疗。精索静脉曲张需要治疗时，首选药物治疗、生活习惯调整等非手术治疗，生物类黄酮、七叶皂苷素等药物对于治疗精索静脉曲张有一定疗效。药物治疗的疗效不理想，可以尝试手术治疗精索静脉曲张。

精索静脉曲张手术治疗的目的是消除精索静脉返流，因此一般认为精索静脉有返流的精索静脉曲张才可能需要手术治疗，手术适应证主要包括以下两种情况：

（1）伴有精索静脉曲张的患者，检查发现精液质量异常时，可以先使用药物治疗，如果药物治疗的疗效不理想，可以尝试手术治疗精索静脉曲张，有一部分患者术后精子质量会有改善；

（2）精索静脉曲张引起的阴囊坠胀疼痛等不适感较严重，明显影响了生活质量，经药物治疗等非手术治疗改善不明显者，可行手术治疗精索静脉曲张，有一部分患者的阴囊坠胀疼痛等不适感在术后会有改善。

精索静脉曲张的外科手术方法包括介入技术(顺行或逆行)和手术治疗,目的都是消除精索静脉的返流。介入技术又分为栓塞和硬化剂两种方式;手术治疗主要是精索静脉结扎术,包括传统经腹股沟途径、经腹膜后途径、经腹股沟下途径精索静脉结扎术,显微镜下腹股沟途径或腹股沟下途径精索静脉结扎术,腹腔镜精索静脉结扎术等。研究显示,显微镜下腹股沟途径或腹股沟下途径精索静脉结扎术是效果较佳的手术方式。中山大学附属第一医院等医院已经开展了上述手术并取得良好效果。

不过,精索静脉曲张手术后,可能存在精液质量提高不明显甚至下降、不育情况不能改善、阴囊坠胀疼痛等不适感仍然存在甚至加重、术后精索静脉曲张复发等结果。因此,发现精索静脉曲张时,不要盲目做手术,而是找到医德好医术佳的男科或泌尿外科医生,评估病情,选择合理的治疗方法。

隐睾下降固定手术能恢复生育力吗

2岁以前做手术，生育能力可保留

1岁以前，通过药物治疗有可能使睾丸降入阴囊，1岁以后，就要行睾丸下降固定术。研究显示，在2岁以前做睾丸下降固定术，对睾丸生精功能无太大影响，超过4岁做手术则会明显影响，超过8岁则会严重影响，如果超过12岁的即使做了手术，睾丸的生精功能也很难恢复。因此，为了保护睾丸生精功能和生育力，隐睾下降固定术最好在2岁以前进行。

12岁后做手术，生育能力难恢复，但可预防睾丸肿瘤

12岁后的男性，如果发现有隐睾，也要及时行隐睾下降固定术。如果术中发现睾丸已萎缩或不能下降入阴囊，必要时可行睾丸切除术。这时做手术，虽然难以恢复睾丸生精功能和男性生育力，但是有助于预防隐睾恶变，也有助于临床监测和早期发现肿瘤。

双侧隐睾患者，如果没有在2岁之前做隐睾下降固定术，成年后

表现为无精子症或重度少精子症。重度少精子症患者可以通过试管婴儿技术来生育后代，无精子症患者，只有一部分可以通过睾丸取精手术获取精子，再通过试管婴儿技术来生育后代。单侧隐睾患者，有一侧睾丸位于阴囊内，生育能力正常或偏差。单侧隐睾不仅会对正常睾丸生精功能产生不利影响，也容易恶变成睾丸肿瘤，因此单侧隐睾也要及时手术治疗。

因此，提醒各位父母一定要摸一摸男宝宝的阴囊。若摸不到两个"蛋蛋"，就要带他看小儿外科或泌尿外科，及时诊治隐睾，以免他以后失去生育能力及患上睾丸肿瘤。

梗阻性无精子症的手术治疗

睾丸生精功能正常(睾丸活检发现有较多成熟精子),由于精子输出通道存在梗阻,造成射出精液中找不到精子,这种无精子症称为梗阻性无精子症。根据精子输出通道梗阻部位,梗阻性无精子症分为以下类型:双侧附睾炎或附睾结核引起的附睾炎性梗阻;射精管口发育不良、前列腺囊肿、精囊炎、尿道热疗等引起的射精管梗阻;先天性双侧输精管缺如或发育不良;先天性双侧精囊缺如或发育不良;先天性双侧附睾缺如或发育不良;输精管结扎手术、隐睾或疝气手术误扎输精管等引起的输精管梗阻;睾丸炎引起的睾丸内梗阻或睾丸附睾连接部梗阻。

梗阻性无精子症的治疗方式主要有两种:

(1)试管婴儿技术,睾丸或附睾取精手术获得精子,再通过卵泡浆内单精子显微注射和胚胎移植(ICSI-ET)技术生育后代。几乎所有的梗阻性无精子症患者都可以采用试管婴儿技术等方法生育后代,所以梗阻性无精子症又被称为“可治愈的无精子症”。

(2)一少部分梗阻性无精子症患者,可以通过外科手术复通输精管道,使精液中重新出现精子,再根据精子数量和质量、女方身体情况,选择自然性交、人工受精或试管婴儿技术生育后代。

梗阻性无精子症的外科手术主要包括以下类型:

(1)睾丸或附睾的取精手术,包括睾丸穿刺取精术,适用于睾丸大于6ml的患者;经皮附睾穿刺取精术,适用于附睾肿大者。

(2)输精管道复通手术,包括显微镜下附睾输精管吻合术,适用于附睾炎性梗阻;显微镜下输精管吻合术,适用于输精管梗阻;经尿道射精管切开术适用于射精管梗阻。男性生殖管道非常细,在显微镜下才可以进行精细的吻合复通手术,因此,这些微创和显微男科手术对于设备和主刀医生技术的要求很高。目前,国内做微创和显微男科手术比较好的医院主要有中山大学附属第一医院、北京大学第三医院等。

显微取精：让精子"无"中生有

无精子症，包括梗阻性无精子症和非梗阻性无精子症。非梗阻性无精子症，是指睾丸生精功能低下或障碍，导致射出精液中找不到精子。一部分非梗阻性无精子症，如卡尔曼综合征（Kallmann Syndrome，KS），可以通过药物治疗使射出精液中出现精子，再根据精子数量和质量、女方身体情况，选择自然性交、人工受精或试管婴儿技术生育后代。一部分非梗阻性无精子症，可以通过睾丸穿刺取精术获取精子，再通过卵泡浆内单精子显微注射和胚胎移植（ICSI-ET）技术生育后代。然而，大部分的非梗阻性无精子症，通过药物治疗或睾丸穿刺取精术无法获取精子，这时可以尝试显微镜下睾丸切开取精术（简称为，显微取精术），如果成功获取精子，可以通过卵泡浆内单精子显微注射和胚胎移植（ICSI-ET）技术生育后代。

非梗阻性无精子症，什么时候需要做显微取精术

显微取精术的手术适应证：睾丸穿刺取精术没有找到精子时，或者因睾丸太小等原因无法行睾丸穿刺取精术时，可以尝试做显微取精术。主要包括克氏综合征（染色体核型为47，XXY），Y染色体微缺失（主

要是 C 区缺失的患者)，隐睾下降术后、睾丸炎或衰老引起的睾丸萎缩，睾丸太小(小于 6ml)无法行睾丸穿刺取精术时。

显微取精术，在沙漠中寻找绿洲

研究表明，即使是生精功能严重低下的患者，睾丸中仍可能残存部分有生精功能的组织，只是由于这些组织过于稀少，因此传统的睾丸穿刺方法难以把它们找到。而借助手术显微镜放大 15~20 倍以后，找到这些生精组织的概率将增加约 35%，正如在沙漠里也可能寻找到绿洲。

通过显微取精术，大约 30% 以上的非梗阻性无精子症患者可以找到精子；睾丸体积小、FSH 明显升高、染色体异常，都不会降低找到精

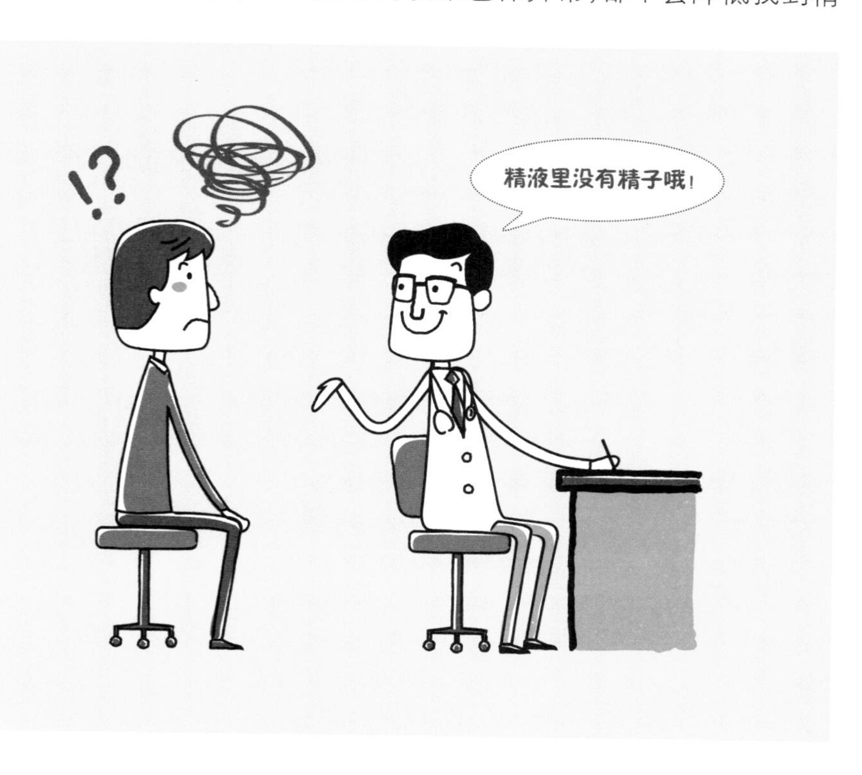

子的概率，睾丸小至2毫升（约花生米大小）者找到精子的概率与体积正常的睾丸相同。中山大学附属第一医院、中山大学附属第六医院、广州医科大学附属第三医院等医院的生殖中心已开展显微取精术，并帮助了很多无精子症患者成功生育自己的宝宝。

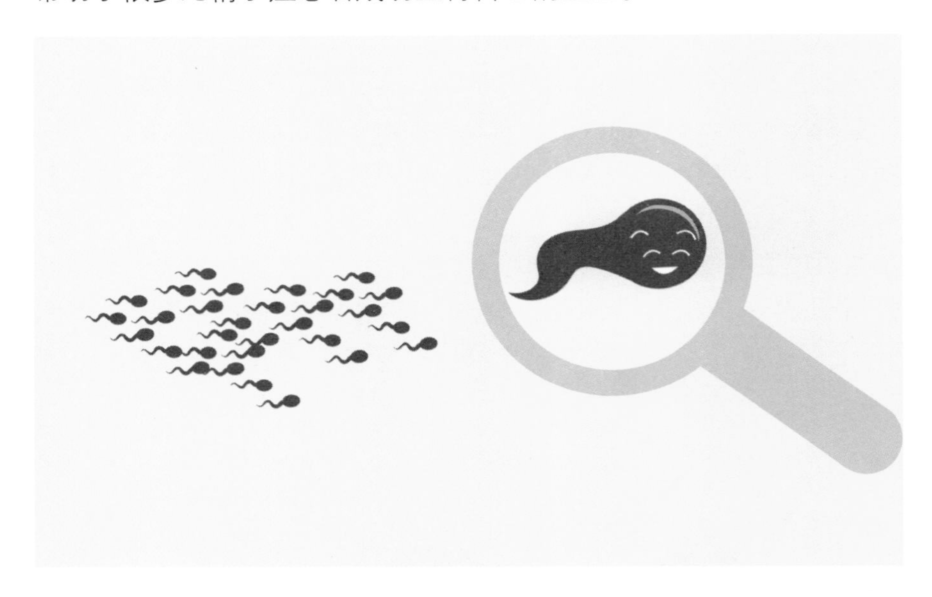

PART 3 辅助生殖

什么时候应该考虑借助辅助生殖技术？不同的生育难题，要用不同的技术去破解。

越自然的受孕方式，越符合自然规律，生育后代越健康。但事无完美，不得已要采用辅助生殖技术时，该用人工授精还是试管婴儿呢？

如果按照生育方式的自然程度由高到低、花费由低到高进行排序，依次是人工授精、试管婴儿。而且，两者有各自的适应证。

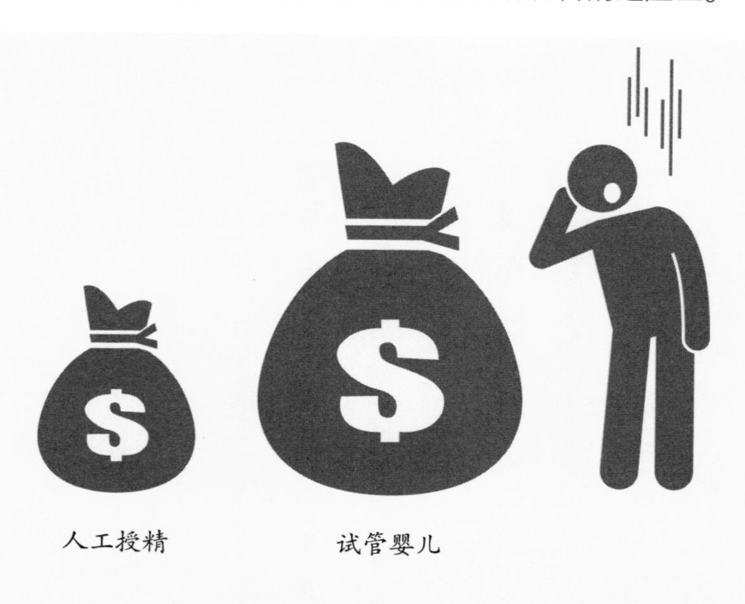

人工授精，仍然值得推荐

输卵管通畅才能做

人工授精（IUI）就是先将男方射出来的精液，在生殖中心实验室进行洗涤和优化处理，挑选出活动能力最好的那部分精子，通过注射装置输送到女方的子宫腔内，让精子和卵子在女方体内自然结合，又叫作宫腔内人工授精。

做人工授精的前提条件包括男方射出精液中有足够多的活动精子、女方至少有一侧输卵管通畅且该侧卵巢排卵正常、女方子宫正常或虽有异常但是不影响人工授精操作和胎儿孕育。

如果有下列情况，可以做人工授精：

(1) 轻中度的男方精子或精液异常，如各种少弱畸形精子症、精液液化时间长或不液化。

(2) 男方性功能障碍，可以把精液射出体外，但是不能把精液射入女方阴道，如尿道下裂、逆行射精、阴茎勃起功能障碍、早泄、性交时射精困难。

(3) 女方阴道痉挛或解剖结构异常，使精液不能进入阴道。

(4) 女方宫颈因素阻碍精子进入子宫，如宫颈狭窄、宫颈黏液稠厚等。

(5) 女方排卵障碍。

(6) 女方轻中度子宫内膜异位症。

(7) 免疫因素，如男性精液中抗精子抗体阳性、女性宫颈黏液中抗精子抗体阳性。

(8) 不明原因性不孕不育。

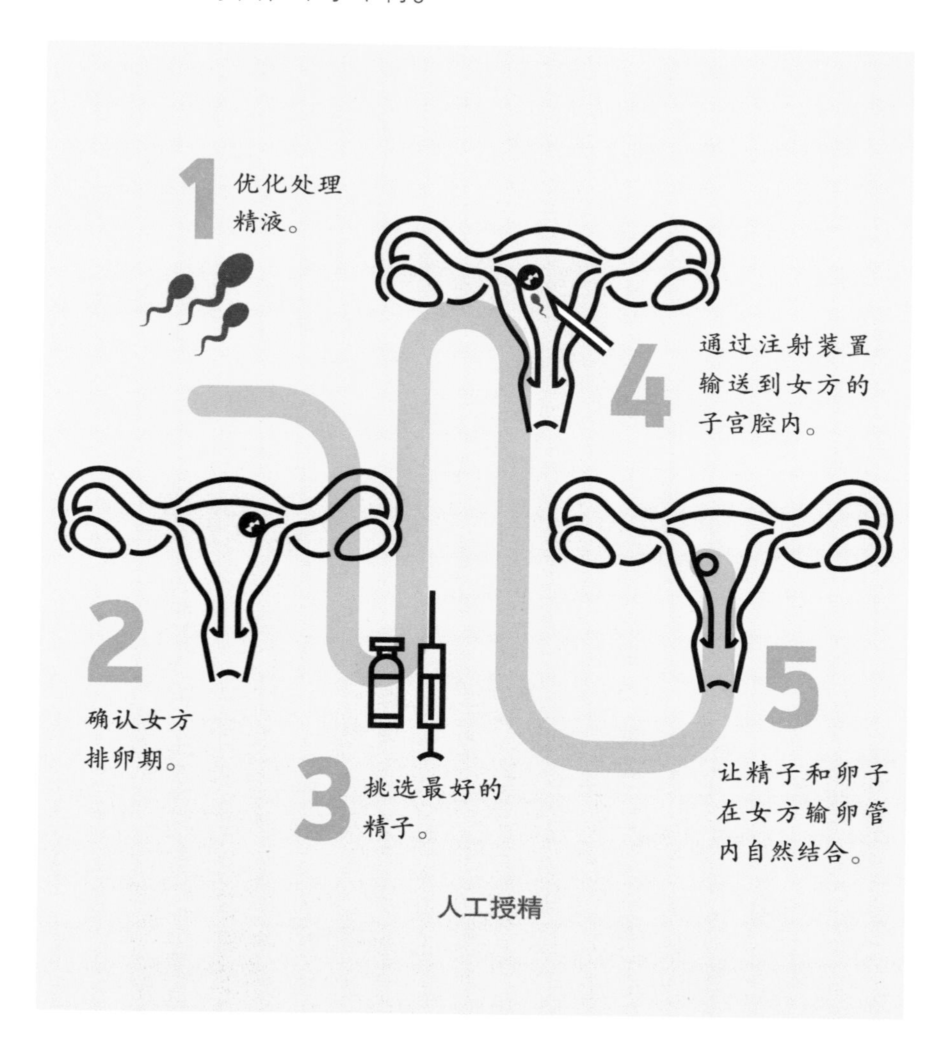

人工授精

人工授精需要足够数量的好精子

人工授精属于自由竞争方式的一种妊娠活动，成功率主要决定于精液的质量和不育的原因，这种受孕方式需要有较多的好精子来竞争。而较少的活动精子，即使有成功妊娠的个案，其成功率也极低。临床上，医生一般不建议盲目选择人工授精。

一般来说，男方的精液经过处理，可以达到超过 1000 万个以上形态基本正常的活动精子，就已经达到人工授精的基本要求了。当然，精子数量越多、活力越好，人工授精的成功率越高。

人工授精仍值得推荐

实际上，每种治疗方法都有成功妊娠的机会，只不过是机会大小而已。目前由于超促排卵技术、授精技术、不育病因以及配偶的年龄和子宫因素的差异，人工授精治疗不育症的妊娠率有较大波动，平均约为 20%。在试管婴儿等新技术迅猛发展的今天，尽管人工授精在男性不育症治疗中的应用有所减少，但由于它与其他辅助生殖技术相比，在花费少、侵袭性较小且操作简单方便，所以在采用其他具有较高侵袭性、价格昂贵的辅助生殖技术之前，首先采用人工授精是明智的选择，也为许多不育夫妇所乐于接受。

即使患者的精液质量较差，短期内难以达到人工授精的基本要求，也可以考虑先采用药物治疗来调整；同时在生活方面注意心态调节、调整饮食结构、改变不良的生活方式等，也有助于提高精液质量。

如果做了三次人工授精都失败，一般就要做第一代试管婴儿（IVF-ET）。当然，有的人可以继续再尝试几次人工授精。

该不该做试管婴儿

三代试管婴儿:"一女二男三遗传"

"试管婴儿"并不是真正在试管里长大的婴儿,而是体外受精与胚胎移植技术的俗称。

其过程是从女方卵巢内取出几个卵子,在实验室里让它们与男方的精子结合,形成胚胎,然后将胚胎转移到女方子宫内,使之在子宫内着床和妊娠。

过去,试管婴儿技术被分为三代,目前这种三代的分类方法已不常用了。但为表述方便,本文暂时沿用。这三代技术,各自针对不同的生育难题,粗略概括为"一女二男三遗传"。

所谓的第一代试管婴儿技术即体外受精-胚胎移植(IVF-ET),是通过药物促排卵和取卵手术把女方的卵子取出来,放到优选处理后的精液中,然后在一个培养皿中授精并发育成胚胎,再从中选择优质的胚胎移植回女方的子宫内,让其着床发育。这种技术只是提供一个平台让精子跟卵子很好地结合,医生不直接干预哪个精子跟卵子结合。常规试管婴儿主要适用于女性输卵管因素的不孕症,例如输卵管结扎或炎症造成的输卵管不通畅。

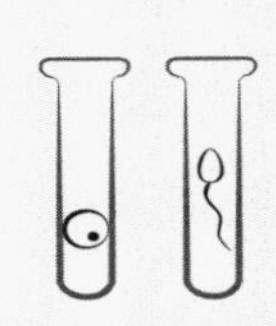

①采集好精子与卵子。

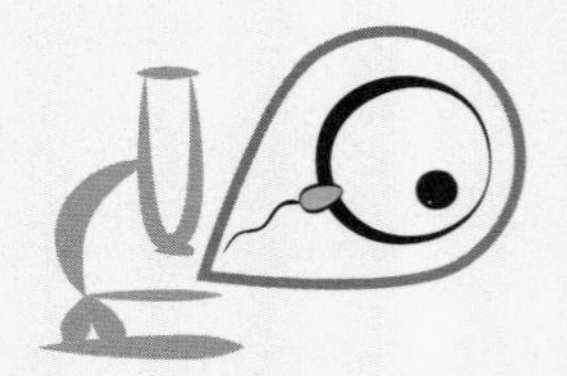

②在培养皿内受精。

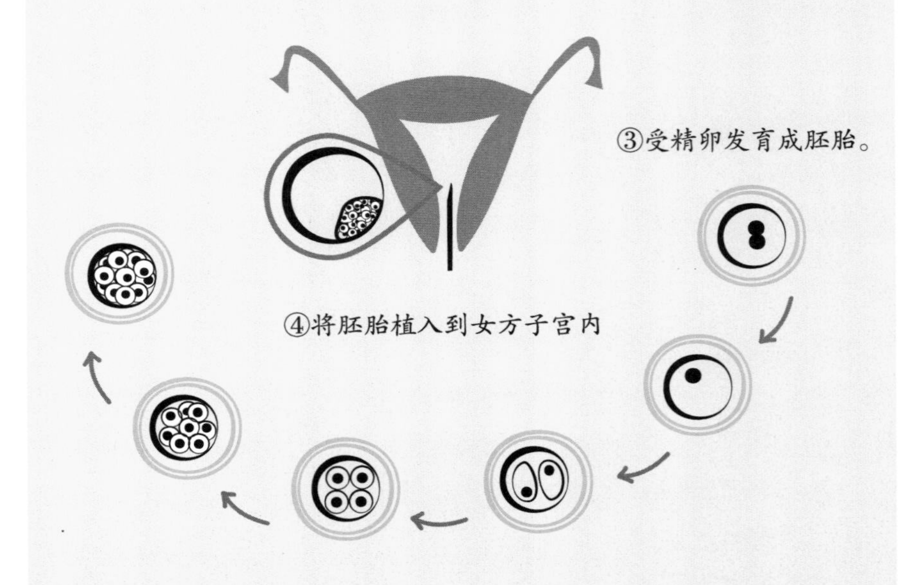

体外受精与胚胎移植技术

所谓的第二代试管婴儿技术即卵胞浆内单精子注射(ICSI),是在显微镜下,医生直接将单个精子注射入卵胞浆内使其授精,就是这个精子必须靠人帮忙,才能跟卵子结合。主要适用于严重的男性不育症,例如严重的少、弱、畸形精子症,严重的精子顶体异常,通过睾丸或者附睾取精手术可以获得成熟精子的无精子症患者。

所谓的第三代试管婴儿技术即胚胎植入前遗传学诊断(PGD),是通过上述试管婴儿技术获得胚胎后,对胚胎进行遗传学诊断,挑出健康的胚胎再移植回子宫内。主要适用于染色体易位、地中海贫血等遗传病。

人工授精和试管婴儿,花费多少

不同的辅助生殖技术的成功率和费用是不同的。据中山大学附属第一医院生殖中心的数据显示:2013 年,该中心人工授精的妊娠率(即让女方怀孕的百分率)为 12.48%,常规试管婴儿的妊娠率为 47.32%,卵胞质内单精子注射(ICSI)妊娠率为 46.23%,胚胎植入前遗传学诊断(PGD)妊娠率为 37.16%。

包括检查和治疗费用在内,每次人工授精的费用为 3000~5000 元,常规试管婴儿和卵胞质内单精子注射(ICSI)的费用为 2.5 万 ~3 万元,胚胎植入前遗传学诊断(PGD)的费用为 3.8 万 ~5 万元。当然,由于每个人的病情不同,具体费用也会有所差异。

人工授精+三代试管婴儿

项目	适宜患者	成功率	费用	备注
人工授精（IUI）	女方情况基本正常，男方精子不给力	12.48%	3000~5000元/周期	输卵管通畅才能做
第一代试管婴（IVF–EF）	男方精液基本正常，女方因素导致不孕	47.32%	2.5万~3万元	仅提供一个平台让精子跟卵子很好地结合，医生不直接干预哪个精子跟卵子结合
第二代试管婴（卵泡浆内单精子注射，ICSI）	男方精子数量少，无法达到IVF的要求，女方存在或无不孕因素	46.23%	2.5万~3万元	在显微镜下，直接将单个精子注射到卵子内，使卵子受精
第三代试管婴（胚胎植入前遗传学诊断，PGD）	部分遗传病（如地中海贫血）、染色体病及可能生育以上患儿的高风险人群	37.16%	3.8万~5万元	通过上述试管婴儿技术获得胚胎后，对胚胎进行了遗传学诊断，挑出健康的胚胎再移植回子宫内

1. “试管婴儿”并不是真正在试管里长大的婴儿，而是体外受精－胚胎移植技术的俗称。

2. 越自然的受孕方式，越符合自然规律，生育的后代越健康。

3. 三代试管婴儿分别针对“一女二男三遗传”。

4. 不同医院成功率和费用存在差异。前文为中山大学附属第一医院生殖中心 2013 年数据（包含检查和治疗费用），仅供参考。病情不同，费用亦会有差异。

5. 按规定，男女方都找不到原因的不孕不育，一般要求做三次以上人工授精，不成功者再考虑做试管婴儿。

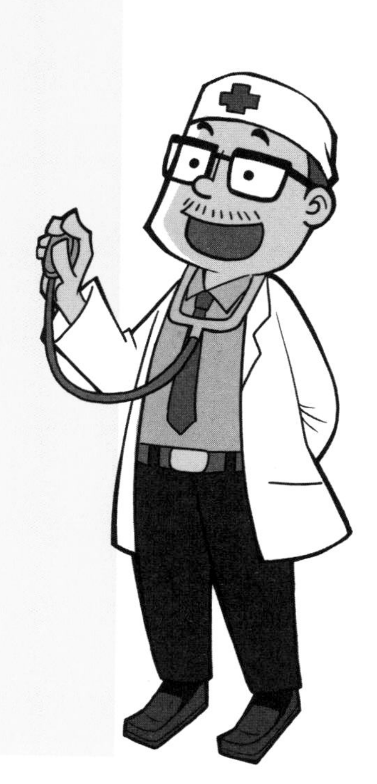

试管婴，路漫漫

试管婴儿是个真正的“技术活”，临床医生的经验、态度固然很重要，但实验室条件和技术员的高能力和素质也非常关键。而这是一般小机构难以保证的。

我国试管婴儿技术开展初期，被称为“试管婴儿之母”的林丽珠教授就预言，试管婴儿与其他医疗行为不一样，试管婴儿注定市场化，将会形成一个大产业。

事实的确如此，巨大的市场使得这个技术商机盎然。这项技术，在我国早就花开遍地，无论正规三甲综合医院、专科医院，还是军队医院、民营医院，无不热衷于相关项目，每每以“送子观音”自居，而其中自然也夹杂一些骗局。

最惯用的手法是：先告诉患者用医院配制的某种中药颗粒冲剂治疗四个疗程，要是不见好就再来拿四个疗程的药。一个疗程两三千元，通常得连吃好几个月。然后就是换着吃汤药。如此种种之后，才可能做试管婴儿。

一般人是没有那么多钱总去买药的，所以一般吃几个疗程后就算了，这样医院也有了借口：“不是没治好，而是你不能坚持到底！”到头来，患者连试管婴儿的影都没见到。这样的求医经历，患者花费了很多莫名其妙的钱，问题却没办法得到及时处理，还让本来就沮丧的心情雪上加霜。

有些喝了不少中药汤的女性，其盆腔环境已经变得比较复杂，原先经过治疗可能自然受孕，而今却只能尝试试管婴儿了。

正因为碰到的多数是复杂病例，很多大医院公布出来的成功率数字，往往还没有小机构来得漂亮。

先找对机构再找医生

辅助生殖机构的资质一般人很难深入了解，但是自 2001 年国家出台辅助生殖及精子库等相关规定后，卫生部每两年定期对这些机构进行重新审核评估，并将结果公布在卫生部、省卫生厅的官方网站上。

这些机构所获批的项目，譬如人工授精、人类精子库、试管婴儿等，都有明确标注。虽然这些机构的水平有差异，但是至少可以减少求医者上当受骗的机会。

确定区域

不孕症的检查、治疗不可能一次搞定，常需频繁回诊，促排卵时甚至要天天报到打针。所以，最好找距离家里或上班地点比较近的医院，这样可以节省很多精力、费用。

口碑

很多人都不愿意对身边的人透露自己的病情，宁愿听信网友的意见。这虽然也是一个途径，但是，亲友的经验、线索有时会特别有用，甚至可以得到直接与医生互动的机会。

“成功率”指代不明

不少机构会挂出自己的“成功率”数字来代表医疗水平。不过，这些数字往往指向不同，根本就没有可比性。

神奇的成功率

一般机构所说的“成功率”，指的是妊娠率，而妊娠率也有几种。

(1)生化妊娠，即血 HCG 水平升高，但没发现胚囊。

(2)临床妊娠，即 B 超看见胚囊，包括宫外孕。

(3)持续妊娠，即胎儿在宫内一直发育到孕 28 周后。

(4)活产率，即怀孕得到活的孩子。

对不育夫妇来讲，不仅是追求一次妊娠，而且是需要一个健康的小孩。为此，一般将活出生率(又被称为“可带回家的小孩出生率”)作为指标，指的是每一个治疗周期或每次胚胎移植可使女方娩出正常婴儿的百分率。

但是，计算妊娠率的分母也有不同。

(1)每个起始周期，即开始进行试管婴儿的初始周期。

(2)每个刺激周期，即每个开始药物促排卵的周期。

(3)每个移植周期，即每个有胚胎移植的周期。

不少机构都是简单给出一个百分数字，却没有说清楚具体所指，这个数字便没有可比性。

“医生，你给我们做的是第一代啊？现在不是有第三代了吗？我们不缺钱，你尽管用最先进的。”

对于这种“暴发户式”的请求，很多医生都哭笑不得。所谓第一、第二、第三代试管婴儿，其实只是针对不同情况患者的不同技术，并非技术的层层递进。

比如所谓第二代试管婴儿，指的是卵细胞浆内单精子显微注射，就是技术人员在显微镜下人工将精子注射到卵细胞中去。

这个技术与所谓第一代试管婴儿的区别在于，第一代试管婴儿是夫妻双方的卵子和精子在培养皿内直接受精，主要适用于女性输卵管因素的不育症。而第二代试管婴儿，主要是因为男方的精子出了问题，或者活力不够，或者数量太少，又或者输送精子的管道根本就不通。

可见，第二代试管婴儿主要针对的是男性问题，而第一代主要针对女性问题。两者并没有孰优孰劣之分。所谓第三代试管婴儿，则是在受精卵移植入子宫前，还有一个异常基因、染色体检测的环节，以免生出患有遗传性疾病的患儿。第三代试管婴儿针对的是部分有遗传性、家族性疾病的夫妇，并不是有钱了就争取去做个更先进的。

在不孕夫妇中，其实只有 10% 需要做试管婴儿。通过治疗自然孕育，对子代、亲代都是有利的。毕竟这是一个在“自然竞争”下诞生的生命。

不过，对于选择使用哪种技术的问题，特别是情况复杂的，有时连医生自己也难以“统一口径”。

精子 DNA 碎片检查，可预测试管婴儿结局

目前进行的精液分析，专家认为并不能全面评估男性生育力。而且，大约有 15% 的男性不育症患者，其精液检查是正常的。

的确，在普通的精液检查中，精子数量、密度、活动率和抗精子抗体等检验项目，结果判断和分析主观性较强，各参数波动范围大，不能形成统一的标准，进而不能对精子质量和妊娠结局做出准确有效的预测。

所以，应该寻找另外的指标——DNA 碎片程度，来评估他们的生育潜力。

那么 DNA 碎片程度，能不能作为一个新的评价精液质量的指标呢？

答案是肯定的，因为大量的研究报道发现，精子 DNA 的损伤与男性自然生育力是密切相关的。

男性因素的反复流产，男性因素的反复死胎，后来都证实与精子 DNA 的完整性息息相关。精子 DNA 完整性不仅会严重影响到精子的受精能力，受精后原核的形成，而且可能导致流产、后代先天畸形或者有某些遗传性疾病。

目前，越来越多的研究和文献中得到相似的结论，DNA 完整率与女方妊娠率有一定的正相关趋势。也就是说，精子 DNA 完整性越高，临床妊娠率越高。

这是唯一可预测生殖结局的方法。不要轻易就给不育患者做试管婴儿等辅助生殖治疗，应该让男科医生去参与整个诊疗过程。如果发现患者精子的碎片率非常高，则不主张让患者做辅助生殖治疗。应当经过几个月的正规治疗后，再次检测男方精子 DNA 的完整性，看是否有提高的可能。如果 DNA 完整性提高了，再推荐其做辅助生殖治疗。

在女方反复流产中，男方到底该负什么责任？男方负责任指哪些因素，这些因素在以后的过程中如何避免，能不能得到治疗，这些都需要我们好好思考。

精子 DNA 损伤检测，能够更好地衡量男性生育能力，以及预测生殖结局。

对于计划进行人工助孕等辅助生殖技术的患者，精子 DNA 检测是目前唯一可能预测生殖结局的方法。对特发性弱精、畸精症行药物治疗时，精子 DNA 完整性是评估效果的重要指标。

这个检测大约数百元，并不会增加患者太大的经济负担。

那么，什么情况下要检测精子 DNA 呢？

在计划首次怀孕的人群中，在有条件的情况下，我们推荐做个精子 DNA 检测，可以很好地预测不孕不育，甚至可以预测不必要的流产的发生。

损害检测的指征包括：男性超过 40 岁，即使有生育史的男性也最好进行检测，因为存在继发性不育的可能；既往有暴露有害环境史；所有原发性不育症夫妇；预备行辅助生育治疗的夫妇，不管是 IVF（试管婴儿）还是 ICSI（卵胞浆内单精子显微注射技术，也就是第二代试管婴儿，该技术是借助显微操作系统将单一精子注射入卵子内使其受精）做个精子碎片率的检查，对其生殖结局的预测是有帮助的。

PART 4 精子库

精子库是如何运作的

在中国，精子库采取准入制，必须经过国家卫生和计划生育委员会审批后方可成立，是精液捐赠和供给的唯一合法机构。截至 2012 年 12 月 31 日，全国共有 17 个精子库，分别设在不同省市的医疗机构。

捐精者要过重重审查

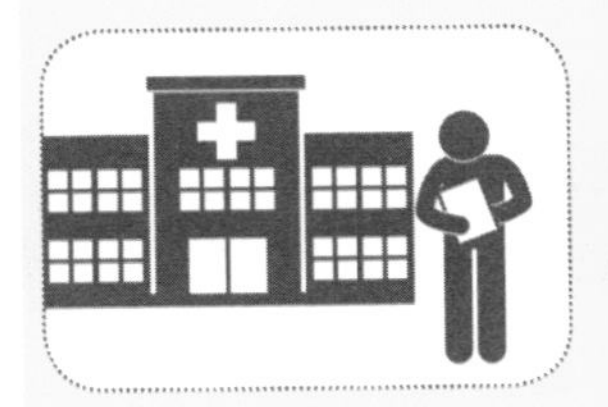

国家规定，每名捐精者一生只能在一个精子库供精。因此，精子库会要求捐精志愿者出示身份证，录入其指纹，方便确认其有无供精史，有无变换身份供精。

根据我国《人类精子库基本标准和技术规范》规定，捐精者必须是 22~45 周岁的中国公民。捐精志愿者要向医生如实说明个人生活史、既往病史和家庭成员遗传病情况，并填写个人身高、体重、籍贯、职业等基本资料，签署《供精者知情同意书》。

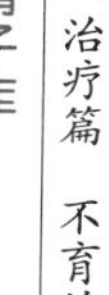

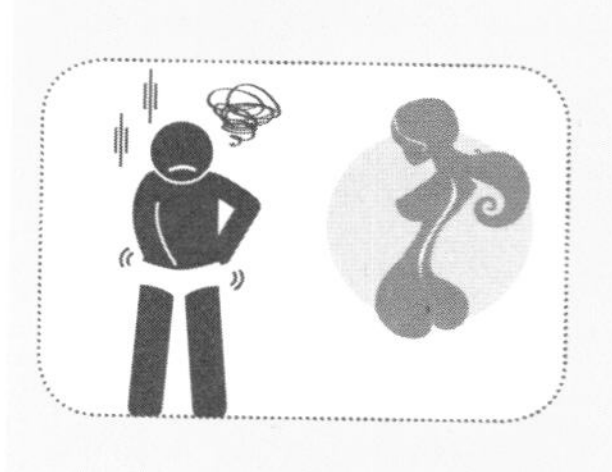

在接受一般体格检查和生殖器检查后，捐精才能进入正题——取精。

在精子库的取精室里，捐精者用手淫方式取精。

志愿者将精液收集在无菌取精杯中后，放到屋内通往实验室的传递窗口，供工作人员检验。

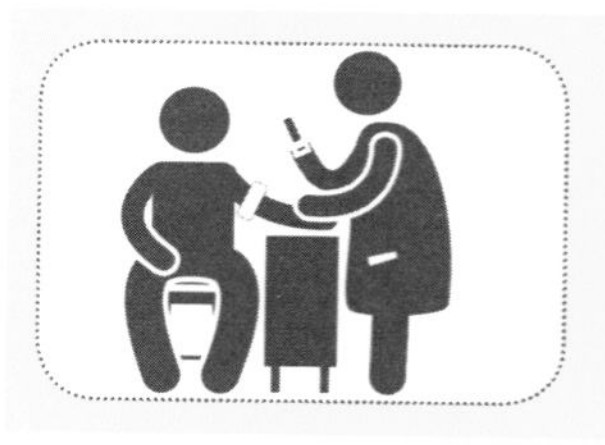

精液质量合格者，还要经过抽血检查，确认是否有乙肝、丙肝、梅毒、淋病、艾滋病等性传播疾病、遗传性疾病。全部指标合格后，才能成为正式捐精者。

数月之后还要复查

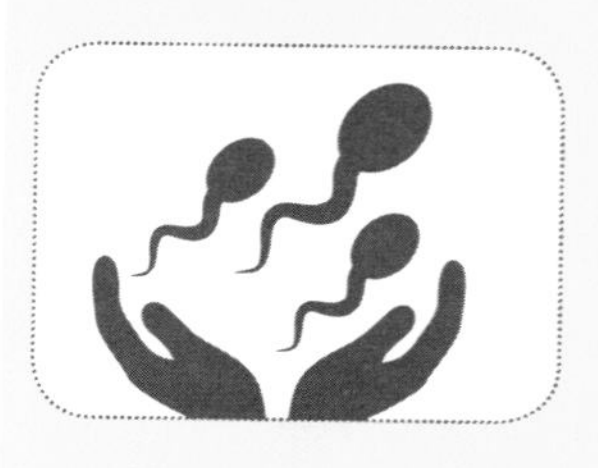

捐精者每次供精至少2毫升，一般需要供精8~12次，每次中间禁欲2~7天。为什么要2~7天？因为，间隔时间太短，精子密度低；间隔时间太长，精子活动率低。

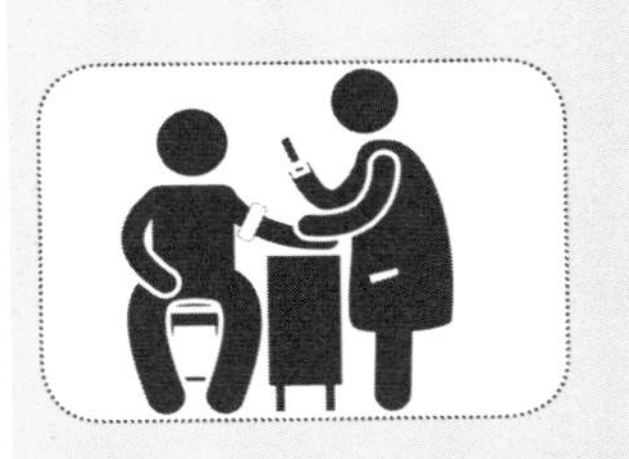

最后一次捐精后，再过半年，捐精者还得回精子库重新抽血，复查艾滋病病毒（HIV）项目，因为艾滋病病毒自感染之后，可能需要经过数月的潜伏期，才可以被检测到。

完成整个捐精过程，历时可能超过9个月。

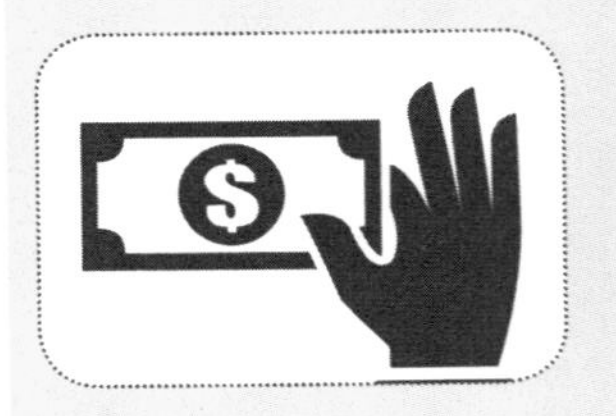

捐精者获得的补贴，并非酬劳。在我国，精液不得买卖。《人类精子库管理办法》规定，任何单位和个人不得以营利为目的进行精子的采集与提供活动。因此，精子库付给捐精者的钱，是交通补贴和误工补贴。

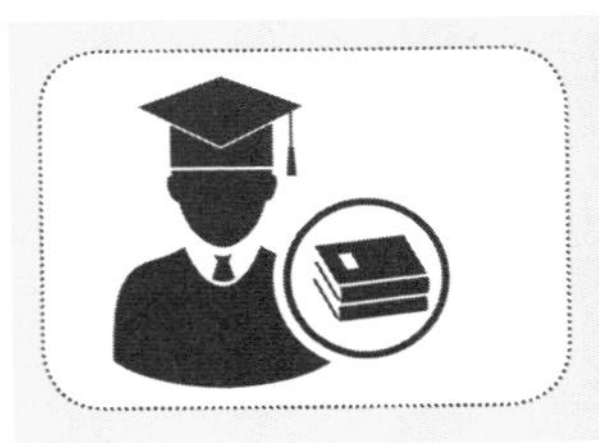

当前，国内的捐精主力军是在校大学生。在不少省市的精子库的志愿者中，这一人群也占到了90%以上。

捐精合格率仅 20%

然而，100名志愿者中，大概有80名会因精液质量不合格被刷下来。媒体报道，当前国内精子库的捐精合格率大多都仅为20%~30%。

这不代表不合格者的生育能力有问题，而是因为供精精液质量标准本来就远高于一般生育标准。

供精者的精液质量要求，光是精子浓度一项，就是一般生育标准的4倍。根据WHO给出的正常精液质量标准，男性每次射精，精液里的精子浓度要大于 1500 万个 / 毫升。而依据我国《人类精子库基本标准和技术规范》，供精者的这一数值要大于 6000 万个 / 毫升。

由于人类精子库不得提供新鲜精液，合格的精液至少需要被冷冻半年，复检合格后才能被投入临床使用。所以，那些出类拔萃的精子们，还得有“冬眠”的能力，如果在严寒中一睡不醒，也会被淘汰。

冷冻实验合格后，精液才有资格拥有一个专属代码，并以 0.5 毫升为单位，和保护剂一起被分装在小试管里，成为一份份精子标本。精子标本被送到冷冻室，放到零下 196 摄氏度的液氮罐中，等待随时被取出，圆不育家庭的孩子梦。

中国人类精子库学组组长，原国家人口计生委科研所研究员陈振文教授曾指出，世界医学临床证明，通过精子库出生的孩子，出现缺陷的数量较少，质量高于正常人群。

谁能使用这衿贵的精子

供精主要用于供精人工授精，就是将非配偶（供精者）的精子注射到妇女体内，以使妇女怀孕的辅助生殖技术。

并非谁都可以“借精”。按照原卫生部颁布的《人类辅助生殖技术规范》，供精人工授精的适应情况有 6 种。

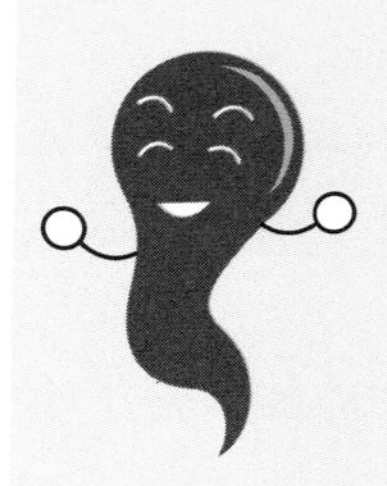

(1)男方有不可逆的无精子症。
(2)重度的少精子症、弱精子症和畸形精子症。
(3)输精管复通失败。
(4)射精障碍。
(5)男方和 / 或家族有不宜生育的严重遗传性疾病。
(6)母儿血型不合不能得到存活新生儿。

同时，女方也须经妇科医生全面体检，确认身体健康、生育正常、输卵管通畅，并排除可能影响未来妊娠的各种因素。满足了这两个因素，才有可能进行供精人工授精。

男方不育，女方存在输卵管不通，则可采取供精体外受精 - 胚胎移植，也就是用供精做试管婴儿。但这属于极小概率事件。

精子库只负责提供精液，并不提供供精人工授精。需要供精人工授精的夫妇，要前往国家卫计委批准开展人类辅助生殖技术的生殖中心咨询。符合条件的，需携带身份证、结婚证，进行登记，并共同签署知情同意书，方可使用供精助孕。

关于供精人工授精费用，以广东省计划生育专科医院生殖中心提供的数据，根据物价部门统一定价，男女双方检查费用大致是5000~6000 元，手术费用 2900 元 / 次。

不用担心“生父”找上门

我国法律规定，使用供精人工授精的丈夫，具有一切法定父亲的权利和义务。但也有人顾虑，使用供精后，万一哪天孩子的“生父”找上门来怎么办?

我国供精使用采取互盲原则，这种情况不可能出现。精子库把精液提供给生殖中心时，只附上一个数字代码，连医生都不知道捐精者的身份信息，用精者自然无法得知。同样，供精者也无权询问谁用了自己的精子。

按照《人类辅助生殖技术和人类精子库伦理原则》，供精使用中的互盲原则有三点：供方与受方夫妇应保持互盲，供方与实施人类辅助生殖技术的医务人员应保持互盲，供方与后代保持互盲。

在这种情况下，用精者对精子还有选择权吗?

理论上是“没得挑”，但大部分人还是会提捐精者的身高、学历、籍贯、长相等要求。在不违反《人类精子库管理办法》、对捐精人资料严格保密的情况下，精子库会根据用精者的要求寻找尽量匹配的精子。

很多医院还会尽量选择供精者的血型跟患者丈夫的血型一致的，这其实是一个额外的考虑，担心小孩长大后把血型跟父母血型做比较，发现自己不是父亲所生，引发家庭问题。

关于孩子是否有知情权，为了保护捐精者、用精者夫妇及孩子的权益，我国相关管理条例中特别强调了保密原则。

“借精后代”，若担心近亲结婚，可查核

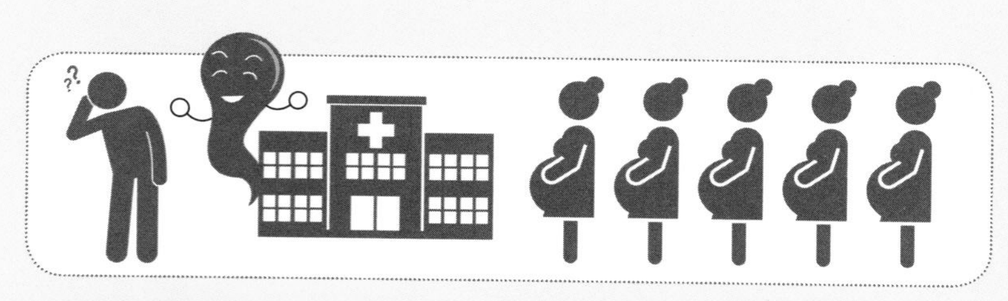

我国法律有严格规定，一名捐精者只能让5名妇女怀孕

我国法律有严格规定，一名捐精者只能让 5 名妇女怀孕。

精子库都会建立一套监控机制，每份供应出去的精液都必须有使用情况的反馈，达到 5 次妊娠的精液，管理系统就会报警。这份精液就会被冻结、销毁。

每一个供精者档案都会在精子库保留 70 年，假如仍担心子女近亲结婚，父母可在他们结婚前，到精子库进行查询。

使用供精人工授精要十分慎重。虽然做人工授精手术前，丈夫要在知情同意书上“签字画押”，承认自己与孩子的法定父子关系，但一些丈夫仍过不了心理关，手术做到一半就反悔了。也有一些人接受不了现实，不疼爱孩子，造成家庭关系不和睦，甚至与妻子离婚。所以要相当慎重。

国内获批设人类精子库的机构共 17 家

国家人口计生委科研所
河北省计划生育科学技术研究院
山西省人口计生委科研所附属医院
内蒙古自治区计划生育科学技术研究所
辽宁省妇幼保健院(仅设置人类精子库)
吉林大学第一医院
上海交通大学医学院附属仁济医院
江苏省人民医院
浙江省计划生育科研所(仅设置人类精子库)
江西省南昌市医科所附属医院
山东大学附属生殖医院
河南省郑州大学第三附属医院
华中科技大学同济医学院生殖医学中心
湖南省中信湘雅生殖与遗传专科医院
广东省计划生育专科医院
四川大学华西第二医院
陕西省妇幼保健院

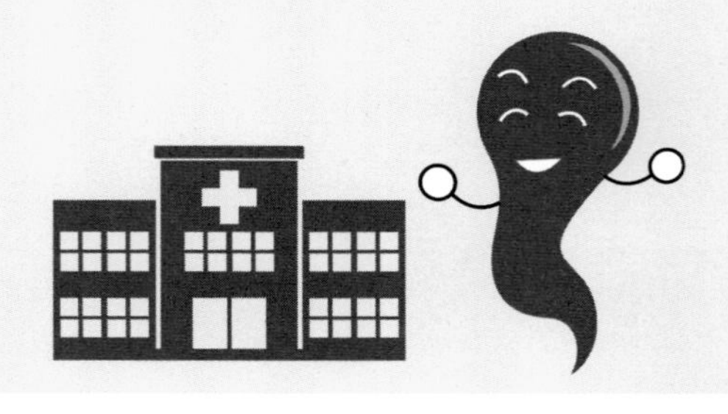

经典答疑

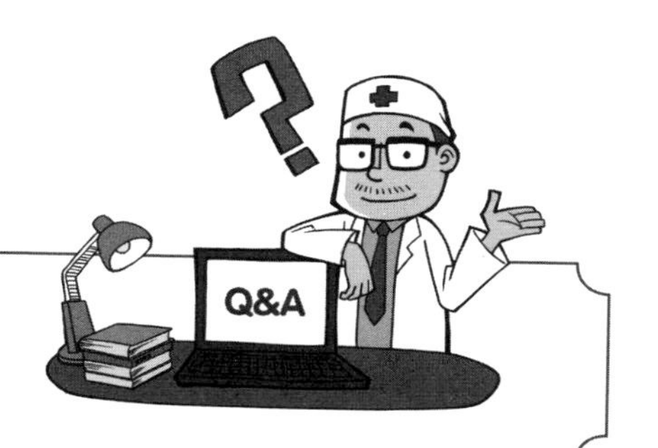

◆少精子症，为何不宜频繁更换治疗？

问：我和妻子多年未育，我被查出患有少精子症。两个月前，我便开始了药物治疗，其后几乎每半个月就去复查一次精液，但一直未见起色。是药物无效吗，我是否需要更换其他的医生或治疗方案呢？

答：不育症的疗程较长，一般3个月为一个疗程。这是根据精子从产生到成熟所需时间确定的。一般而言，要经过2个多月，较小的幼稚精原细胞才能发育成精子。然而，此时的精子还没有运动和受精能力，还得在附睾中逗留一些日子，这个过程称为精子的功能成熟。

一个成熟精子的产生过程大约需要90天。因此，接受药物治疗的患者千万不要着急，一定要坚持治疗，不要频繁更换医生或更换治疗方案，不要频繁复查精液来验证治疗效果，尤其是少精子症或无精子症且原因又在睾丸的患者更要注意。

◆试管婴儿技术，第三代比第一代好吗？

问：我结婚3年了，一直没有怀上孩子。医生已查出是我的输卵管不通造成的不孕，但做了输卵管通水、腹腔镜等治疗后，我还是没能怀孕。现在我们已决定做试管婴儿了，听医生的描述，他给我们做的应该是第一代的技术。试管婴儿技术不是已经发展到第三代了吗，为何我们还用这落后的第一代技术？

答：试管婴儿技术目前的确已经发展到第三代，但这并不是说，前面的第一、第二代是落后的、被淘汰的技术。事实上，每一代的试管婴儿技术，都有其适用的人群。第一代技术，是体外受精—胚胎移植，它特别适用于女方因输卵管堵塞、排卵障碍或精子卵子结合困难等原因导致的不孕症。第二代技术，即卵胞浆内单精子注射，它更适用于严重少精、弱精、无精子等男性不育导致的问题。至于第三代，通俗来说，就是用于有遗传性疾病，在孕前就需要进行技术诊断胚胎是否正常的一种方法。根据你描述的情况，医生为你们选择第一代技术是合理的。

◆无精子症能做试管婴儿吗？

问：我结婚4年，一直没有怀孕。这次老公做检查被告知是“无精症”！他自己很绝望。请问我们还能通过试管婴儿拥有属于我们自己的孩子吗？

答：无精子症是指连续三次以上化验检查，精液中都无精子的病症，是导致男性不育的主要病因之一。不过，并非所有的“无精子症”都一定是真的无精子。造成无精子症的原因，概括起来有两种：一种是睾丸生精功能衰竭，另一种是输精管阻塞。如果是输精管阻塞，事实上并非真的睾丸无法生成精子，而是输送精子的通道阻塞而无法排出精子。这种情况可以进一步作睾丸活检，利用手术的方法，将精子提取出来，然后通过试管婴儿技术受孕。若是睾丸生精功能问题，也不是完全没希望。有部分男性通过内分泌检查，发现其实是低促性腺症。这并非完全“不生精”，而是体内那些促使精子产生的激素水平太低。这时，还可接受内分泌治疗，通过激素水平调节促使其“生精”，一旦治疗有效，还是有机会生育的。由于这种情况产生的精子数量较少，活力有限，一般也要借助于试管婴儿技术进行受孕。当然，如果睾丸功能衰竭，就只能采取供精（使用他人精子）的方法接受辅助生殖技术了。

◆治疗不孕和不育，哪个价更高？

问：我和我的一个女性朋友都不能怀上孩子。我的丈夫被诊断为“男性不育症”，她的诊断则是“不孕症”。我们都做了试管婴儿，但是她的费用比我的低好几千元，而且她去的还是一家大医院。难道治疗不孕和不育，价钱是不一样的吗？

答：不孕不育的病因，可能在女方、男方或男女双方，主要由于男方因素的称为男性不育症，主要由于女方因素的称为女性不孕症或者简称为不孕症。因此，病名不同。

不孕症的原因有很多，病因不一样，治疗方法也不同。即使都是做试管婴儿，也有第一代和第二代的差别。从你的描述来看，你们夫妇的问题在于男方，而你朋友夫妇的问题在于女方。一般而言，第一代试管婴儿是治疗女性输卵管因素引起的不孕的最佳方法；第二代试管婴儿主要用于男性因素引起的不育，如无精子症等。第二代试管婴儿需要用显微注射器将单个精子直接注射进卵细胞，对医疗设备、技术的要求都更高，因此，在费用上比第一代试管婴儿高 4000 元左右。

你说的价格差异，可能是做试管婴儿的方案不同引起的。当然，如果夫妇双方的身体状况还有其他差别，也会出现治疗费用的差别。

小结

1. 男性不育，要采用降级治疗的原则。首先通过生育指导、药物治疗和手术治疗尽可能让女方自然怀孕；其次再依次考虑人工授精、试管婴儿等辅助生殖技术；最后才求助于精子库，利用供精进行辅助生殖。

2. 轻中度的精子异常，通过药物治疗，大部分都能够获得改善或治愈。严重的少弱畸形精子症，可能治疗时间比较长，部分患者需要借助试管婴儿。绝大多数的无精子症是不能单纯通过吃药来使精液中出现精子的，需要借助试管婴儿技术获得生育。

3. 试管婴儿，是体外受精与胚胎移植技术的俗称。其过程是从女方卵巢内取出几个卵子，在实验室里让它们与男方的精子结合，形成胚胎，然后将胚胎转移到女方子宫内，使之在子宫内着床和妊娠。试管婴儿技术曾被分为三代，各自针对不同的生育难题，粗略概括为“一女二男三遗传”。

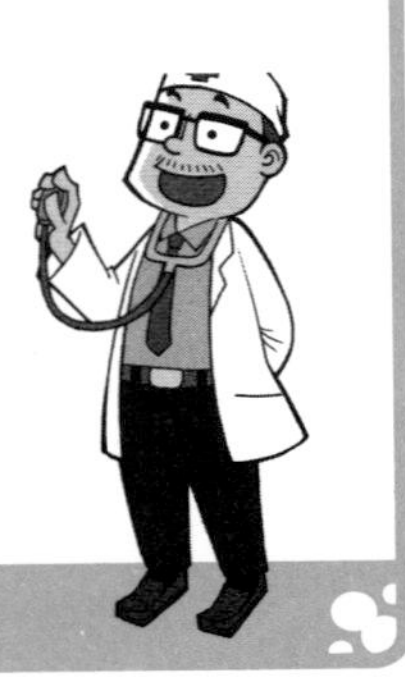

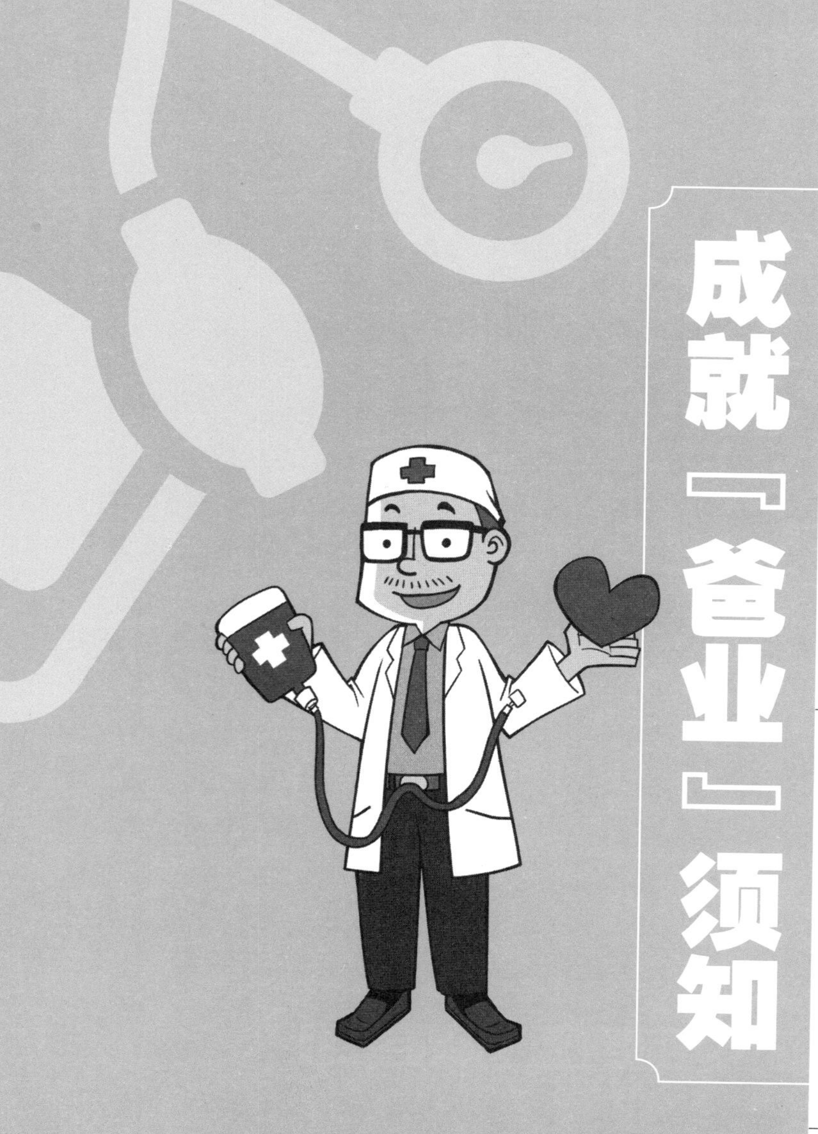

成就『爸业』须知

生活保健篇

PART 1 这些习惯易伤精，备孕时一定要注意

有很多不良生活习惯和生活因素会损害男性生殖健康，容易引起男性不育症和性功能障碍，男性朋友应当注意防范。

【少睡】 睡眠不足成首恶

很多不良的生活习惯，都会损害男性生殖健康，其中又以熬夜和睡眠不足为甚。

熬夜和睡眠不足，目前已经成为男性生殖健康的头号杀手。熬夜和睡眠不足会使男人内分泌紊乱和免疫力降低，容易引起性欲低下、勃起功能障碍、早泄等性功能障碍，容易患慢性前列腺炎和附睾炎，还会造成精子质量变差和引起男性不育。因为精子的产生和发育主要在夜间进行，熬夜会导致生精功能紊乱，造成精子数量减少、活力变差、畸形率和 DNA 碎片率升高，容易造成男性不育和女方流产。

另外，经常熬夜的人长期处于应激状态，容易患高血压、心脑血管疾病、神经衰弱、恶性肿瘤、抑郁症等疾病。夜间睡眠能够使人体各个器官得到休息和自我修复，白天睡觉只是有助于恢复精力，不能弥补熬夜造成的身体损害。男性要避免熬夜，应该在晚上 11 点之前上床睡觉，保证晚上 11 点到早上 7 点这 8 个小时的有效睡眠时间。

【久坐】 男人不宜久坐

久坐或骑车、开车等行为会使得男性坐得太久，会造成男性生殖

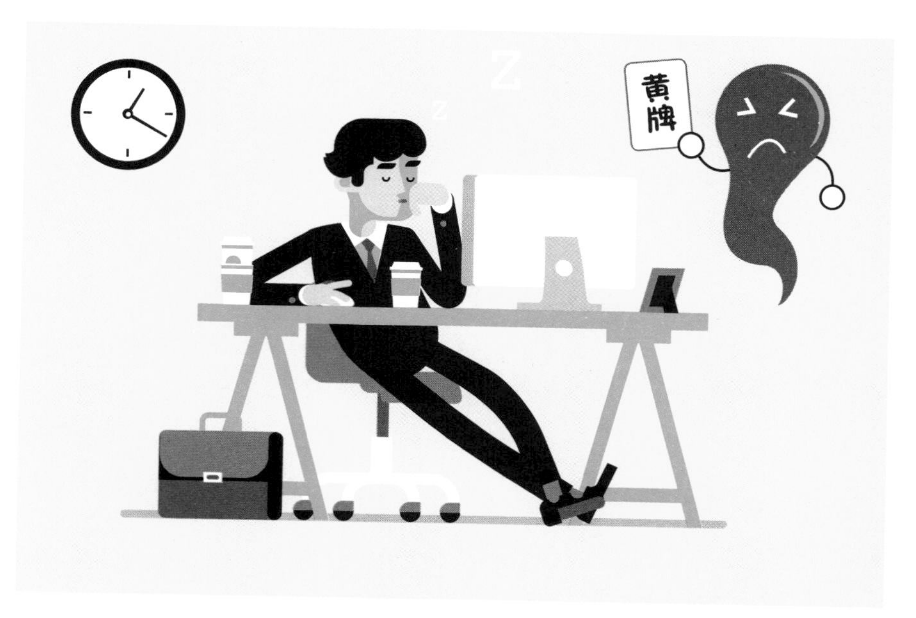

器官(睾丸、附睾、前列腺和精囊腺)血液循环不畅,使男性生殖器官功能下降,可能会引起不育和性功能障碍。久坐使男性容易患慢性前列腺炎和附睾炎,还会造成睾丸温度升高,严重损害睾丸的生精功能,这些都会导致精子质量下降。尤其是很多白领人群,工作繁忙,整天坐着不动,而椅子的材质往往是一些透气性不佳的皮革等,这对精子的生成也是不利的。建议久坐的男性至少每隔半小时站起来活动一会儿。

调查发现,长途司机的少弱畸精症比例较普通人高。一方面,司机长期的坐式体位很容易压迫前列腺、阴囊,使其充血和淤血,会导致前列腺的慢性炎症,使前列腺液中纤溶酶产生不足而引起精液液化不良。另一方面,驾驶室通风不畅、发动机产热,睾丸缺乏良好的血液回流等因素,造成阴部温度升高,从而使睾丸各级生精细胞受损,最终导致精子生成和成熟障碍,畸形率明显增高。此外,司机天天与之打交道的汽油、柴油和吸入的汽车尾气,也是损害精子的帮凶。再加上很

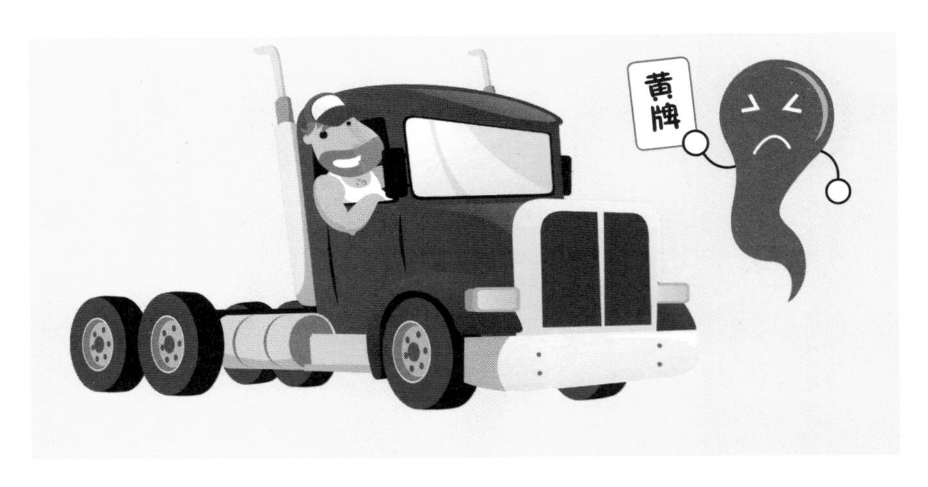

多司机开车时喜欢抽烟来提神解乏，一天抽个一两包是常事，这个不好的习惯也会降低精子的活力与存活率，阻碍精子生成。

长途驾驶是一种谋生手段，要劝司机改变职业有点不现实，但是，能做到以下几点，对防治还是很有好处的。首先，连续开车两小时左右，要停车上个洗手间，并适当活动一下，如伸伸腰、踢踢腿，做几个深蹲，促进血液循环。长途驾驶最好两个人轮班，好交替休息。其次，要注意个人卫生，不要穿太紧的内裤。经常打开车窗，既可以吹走废气，促进空气流通，又可以降低驾驶室的温度。坐垫可选用竹或陶瓷材质的，尽量不要坐海绵、皮质之类。此外，平时要多饮水、戒烟酒、多吃水果、少吃辛辣食物。再配合辅酶 Q10、锌硒宝等西药和一些补肾生精的中成药治疗，精子质量的各项指标还是很有可能恢复的。

每天运动半小时至 1 小时，如慢跑或健步走，对于提高性功能和生育能力是有帮助的。但是不要过于疲劳，因为过于激烈的运动，会导致内分泌紊乱和免疫力下降。

【烟酒】 过量烟酒伤性又伤精

大量吸烟者会增加精液中硫氰酸的含量，可抑制精子的活动力，吸烟者的精液中畸形精子的数目也明显高于不吸烟者。吸烟可以引起精子数量减少、精子细胞膜和 DNA 受损伤，长期吸烟或吸入二手烟容易造成男性不育和勃起功能障碍、女方流产和胎儿畸形。有研究表明，戒烟可以改善精液质量。

长期过量饮酒对男性生殖健康的损害很大，会造成男性生育力下降，诱发慢性前列腺炎，引起性功能障碍。过量饮酒可损害生殖内分泌功能，造成具有生物活性雄激素减少和雌激素相对增多，容易引起勃起功能障碍和性欲低下，甚至睾丸萎缩。白酒和洋酒的酒精浓度高，可以影响精子的产生和发育成熟，导致精子质量下降；而啤酒中含有一种物质会减弱精子受精能力，也会造成男性生育力下降。男性应避免长期过量饮酒，特别是不要喝高度白酒和洋酒。

另外，含咖啡因的饮料、浓茶等对于生精细胞来说也是一种有害物质，会影响生育，故应避免或适量饮食。

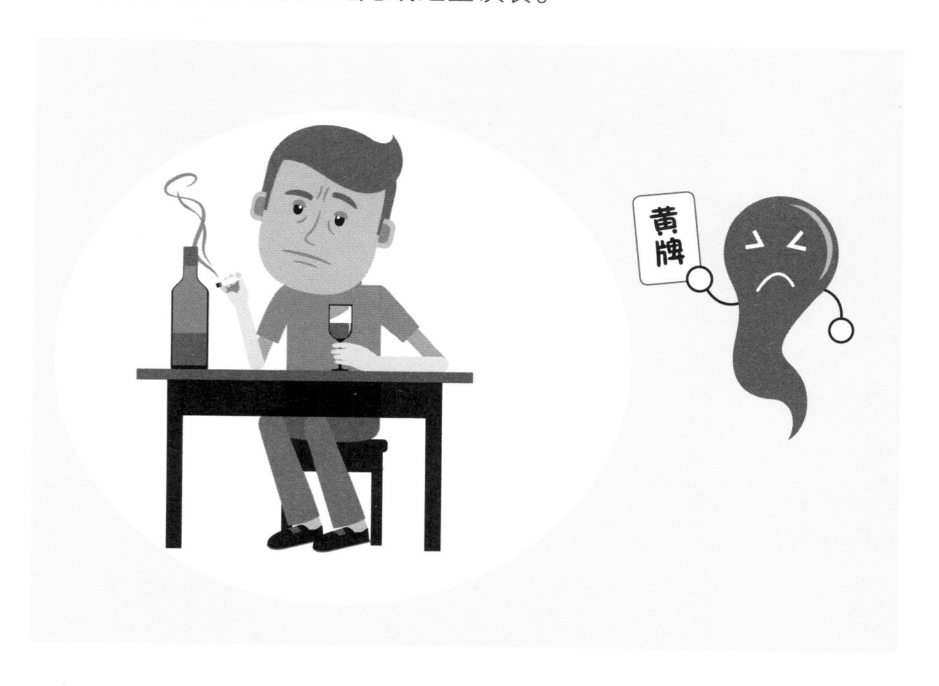

【高温】 精子怕高温

精子怕热不怕冷，睾丸生成精子所需的合适温度要比体温还要低1~2摄氏度（35.6~36摄氏度，超过37摄氏度就会对精子造成损害）。有些生活习惯，例如将笔记本电脑直接放在双腿上使用，机身所产生的热量会使睾丸周围温度升高；穿牛仔裤等紧身裤，会使阴囊紧紧贴在附近的皮肤上，妨碍热量的散发，使睾丸周围温度升高；泡温泉、蒸桑拿等行为，在厨房、锅炉房等高温环境下工作，都使睾丸处于高温环境——这些都会损害睾丸生精功能，造成精子数量和质量下降，引起男性不育。生育期男性应该尽量避免上述生活习惯和高温环境。

【职业】 高危职业，损害生殖健康

有许多不育症是由于环境因素影响了睾丸的生精功能所致。

X射线、大理石释放的超标射线、化疗药物、农药、杀虫剂、油漆、甲醛、苯、重金属（如铝、铅、镉、汞等）、电焊、印染和塑料制造等工作环境，可能会造成精子数量和活力下降、畸形率和DNA碎片率升高，严重损害男性生育能力，应尽量避免接触。

精子对电磁辐射很敏感，过多接触电磁辐射会造成精子质量下降和精子DNA受损伤，可能会造成男性不育和女方流产。建议不要把

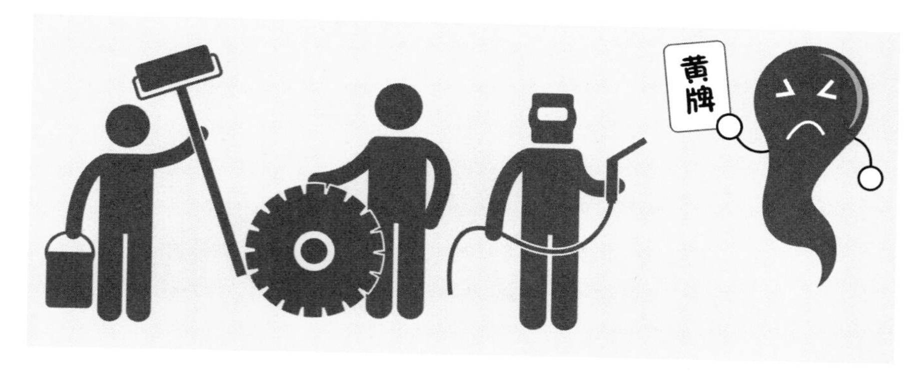

开启无线上网功能的手机和电脑放在离阴囊太近的地方，不要在 WiFi 发射器、电磁波发射塔、高压变电站、雷达站等电磁辐射强的设备附近停留太久。

从事一些可能影响生育的工作的男性应当注意防护，如从事接触放射线、某些化学品和重金属等对身体有害的物质或高温作业等工种，从事这些工种的人在工作中要严格加强防护。若听之任之，发展到不可逆转的程度就难以治愈了。电焊工人、电池厂工人、印刷工人、油漆工人、装修工人和建筑工人等，都是容易损害生殖健康的高危职业。

【饮食】 膳食合理、营养充分

营养缺乏可影响男性内分泌和睾丸功能，进而影响性功能和生育能力。营养成分中的胆固醇、精氨酸和锌与生育的关系最为密切。

胆固醇是合成性激素的重要原料，适当多吃一些肝、脑、肠、肚等动物内脏会有利于性激素的合成。精氨酸是精子形成的必要成分，它是蛋白质的基本成分，所以多食富含蛋白质的食物，如瘦肉、鱼、鸡、蛋、牛奶等会有利于生育，尤其是多吃冻豆腐、豆腐衣、核桃、芝麻等含精氨酸较多的食物更有益于生精。在各种微量元素中，锌在男性生殖中的作用特别受到重视。前列腺是人体中锌含量最高的器官，精原细

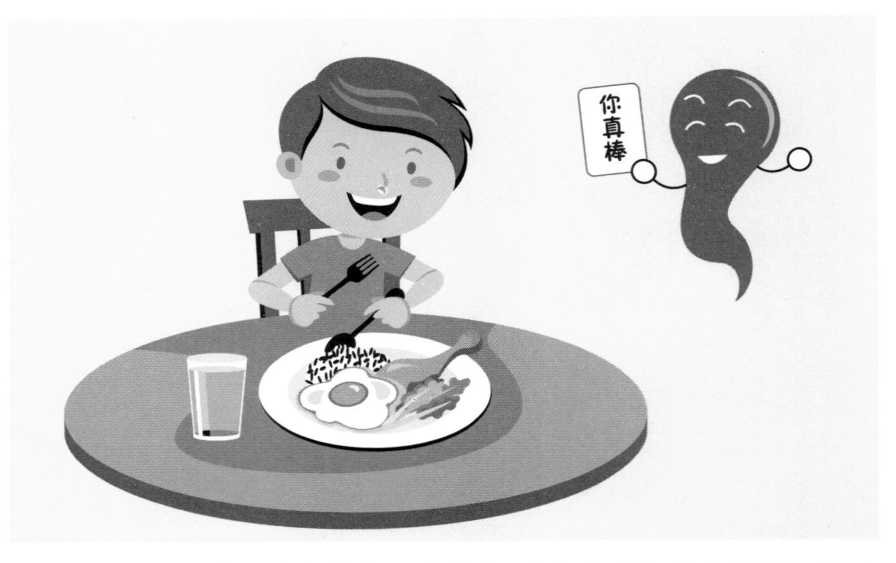

胞、精子细胞和精子头部锌含量也较高，睾丸支持细胞和间质细胞也含有锌。锌缺乏可引起垂体激素分泌减少，睾丸体积减小，曲细精管萎缩，严重缺乏时可引起生精上皮严重萎缩，从而影响精子产生。食物中以牡蛎、牛肉、鸡肝、蛋黄等含锌最多，如在医生的指导下服些含锌的药物，如硫酸锌、葡萄糖锌等都可以使精液质量改善。

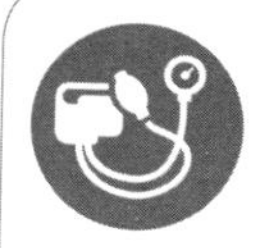

防不育，**对下列习惯说“NO”**

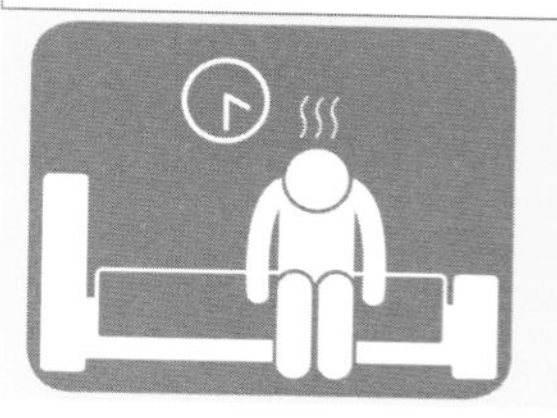

【睡眠不足】：头号杀手。精子的产生和发育主要在夜间进行，熬夜会导致生精功能紊乱，造成精子数量减少、活力变差、畸形率和 DNA 碎片率升高。

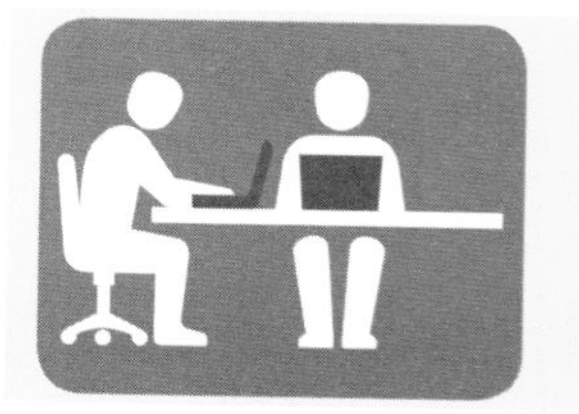

【久坐不动】：久坐使男性容易患慢性前列腺炎和附睾炎，还会造成睾丸温度升高，严重损害睾丸的生精功能，这些都会导致精子质量下降。

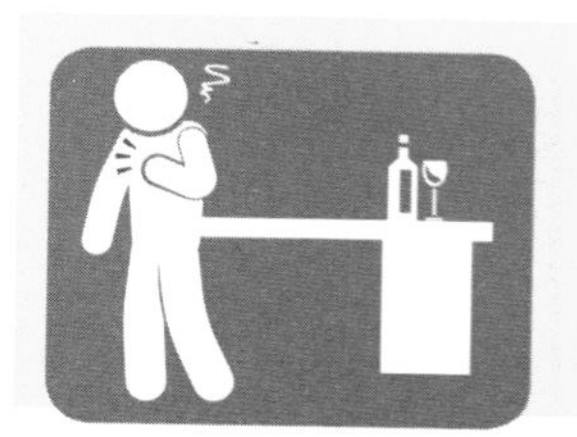

【饮酒过量】：白酒和洋酒的酒精浓度高，可以影响精子的产生和发育成熟，导致精子质量下降；而啤酒中含有的一种物质会减弱精子受精能力。

【高温伤精】：泡温泉、蒸桑拿等行为，在厨房、锅炉房等高温环境下工作，使睾丸处于高温环境，都会损害睾丸生精功能，造成精子数量和质量下降。

【职业高危】：放射线、有机溶剂（苯、二硫化碳和甲醛等）、重金属（铅、汞、铝、铜、镉、锰、镍、铬、砷等）等有毒物质会造成精子数量和活力下降、畸形率和 DNA 碎片率升高。

PART 2 房事要选排卵期

夫妻双方也要把握好“造人”的时间。通常，在排卵期过性生活，女性怀孕的机会更大。

一般来说，健康的生育期妇女，卵巢每月只排出一个卵子。卵子排出后可存活 1 ～ 2 天，而精子在女性生殖道里也可存活 2 ～ 3 天。因此，受精多发生在排卵后的 24 小时之内。超过 2 ～ 3 天，精子即失去与卵子结合的能力。所以，在排卵前 2 ～ 3 天和排卵后 1 ～ 2 天性交，是最容易受孕的。

女性在月经正常的情况下，从下次月经来潮的第 1 天算起，倒数 14 天就是“可能的排卵日”，排卵日的前 5 天和后 4 天，连同排卵日在内共 10 天称为排卵期。建议女方使用测排卵试纸监测排卵，可以更加准确的判断排卵日。

当然，到医院采用宫颈黏液测定法或 B 超测排卵法来推断排卵日也可以，这尤其适合月经周期不规则的女性采用。

充足和规律的性生活不仅有利于男人保持良好的性功能和改善精子质量，还可以提高自然怀孕成功率。夫妻尝试怀孕时，只要女方不在月经期，最好能坚持每隔 3~4 天性交一次，有利于提高怀孕成功率。女性排卵期是最容易怀孕的，排卵期可以每 2 天性交一次，以增加怀孕机会。

精子的质量与性交频率有很大关系。正常健康男性，以每 3~4 天一次性交，其精子质量较高。若精液长期不排出，精子会在生殖道内老化而失去活力，并被其他细胞所吞噬。因此，平时不要故意克制性生活要求，而把希望寄托在排卵期，这样反而因精子老化而失去受孕机会。最佳方案是在排卵日（即下次月经前的第 14 天左右）的前夜或凌晨性交一次（这次性交应与前次性交间隔 3 天以上）。也可在预料排卵日的当天或当夜，增加一次性交，最好能与第一次性交间隔 20 小时。这样就可以使高质量的精子有机会在女性生殖道内“等候”着卵子的到来而一举结合成功。

久不同房，精子反而活力差

有夫妻为备孕更高效，平时不同房，都攒在排卵期同房，觉得这样怀上的机会更大。在排卵期前后同房是对的，但倘若养“精”千日，用在一朝，平时绝不同房，反而会影响精子质量。性爱间隔时间久了，精液老化程度高，精子活力会变差。久不射精，附睾中的精子可能会受到精液中氧自由基，以及自身吞噬细胞的损害，导致精子的老化，可能影响受孕。

还有人认为同房太频繁，精子数量会逐渐减少，活力也会变差。这也是误解，精子数量并不受性生活频率的影响。精液里 70%~80% 的是前列腺液、精囊液，多次射精，肉眼观察到的排精量是减少了，但这只是精液量变少，而非精子数量变少。

一个精子生成包括四个生长周期——精原细胞、精母细胞、精子细胞、精子，每个周期 12 天，如同机械化生产中产品的四个加工程序，“货物”一生产好，精子就被批量输送到附睾里。如果“货物”堆积，久不更新，质量自然难保证。

所以，最好是 3~5 天一次性生活，精子不断更新，保持这样的性生活频率，精子质量是最好的。

有些药，停药再受孕

计划要宝宝的男士吃药要慎重。有些药物会抑制精子发育，影响精子受精能力，甚至直接导致女方流产。

比如大多数降压药会降低性欲和引起勃起功能障碍，有的降压药，如钙离子通道阻滞剂，还会影响精子受精能力，让妻子难以受孕。

此外，抗生素类药物（如链霉素、红霉素、庆大霉素）、免疫制剂类药物（如环孢霉素）、激素类药物、精神类药物、癫痫用药、治疗类风湿的雷公藤、治肠炎的磺胺嘧啶等，都会影响精子活力和质量，甚至会导致流产或胎儿畸形。但不用太担心，上述药物的影响都是一过性的，停药后精子就能恢复正常。

但不得不防有些药物对生殖功能的损伤很大。所有化疗药物都会损害生殖功能，如化疗药顺铂、环磷酰胺等等，可直接杀精。这种损害恢复起来比较慢，至少停药半年才能备孕。

精子会受药物影响，如果女性发生流产，问题也可能出在男性精子上。所以，备孕期间，如果正在服用上述药物，就别进行性生活或注意避孕，停药后再受孕或在吃药前先咨询医生。

如果需要化疗的男性，医生一般会要求年轻肿瘤患者做“自精保存”，先将精子冷冻保存再做化疗，不会影响造人大计。

PART 3 如何成就二孩“爸业”——高龄“孕父”备孕须知

男性生育检查

熬夜、吸烟、酗酒等不良生活习惯会造成男性生育能力下降，增加胎儿畸形和流产的风险。因为精子的生成周期是3个月左右，因此计划生育二胎的父亲，最好提前3~6个月就开始调整生活习惯、科学合理饮食和脱离有害环境，俗称“封山育林”。

随着全面“二孩”时代的到来，有二胎想法的70后一代，是这次生育政策调整中受益最大、也是最等不起的一批人，他们正在与时间赛跑，希望赶在自己生育能力丧失之前生育二胎。如何做好孕前准备和尽快生育二胎已经成为大家最关心的话题。但在开启二孩“爸业”前，下面几步不能省。

精液检查

这是判断男子生育能力最基本也是最重要的方法。年龄的增加、熬夜吸烟酗酒等不良生活习惯、工作压力大、环境污染、糖尿病等基础疾病对男性生育能力的损害会产生累积效应，造成精子质量变差和性功能减退。特别是年龄超过40岁的“高龄”父亲，精子受精能力下降和精子核 DNA 碎片率升高的可能性大大增加,可能会导致自然怀孕困难和增加胎儿流产风险,更应该进行孕前的精液检查。

发现精液检查异常时,要在男科医生指导下进行治疗。目前,大多数的精液异常,通过合理治疗都可以获得改善或治愈。

性功能评估

随着年龄增大,很多男人出现性欲下降、阴茎勃起功能障碍、早泄或射精困难等性功能障碍,这会造成夫妻性生活不和谐、影响夫妻感情,严重时会造成不育。

判断男性的性功能是否正常,主要靠男科医生询问性生活时的男方表现,必要时可以做性激素等检查。目前,大多数的性功能障碍,通过合理治疗都可以获得改善或治愈。

夫妻双方的外周血染色体核型

染色体核型是反映人类遗传物质是否正常的基本指标。染色体核型异常的父母,其子代出现染色体严重异常的概率会比正常人高很多,特别容易出现胎儿畸形、流产等情况。

已经生育过健康子代,也不能说明父母染色体核型一定是正常的,因为染色体核型异常的父母在运气好时也有生育健康子代的概率,那么生育二胎时是否还能有好运气呢?还是检查一下放心点,而且检查结果终身有效哦。即使检查发现染色体核型异常也不可怕,因为第三代试管婴儿技术可以帮助染色体核型异常的父母选择生育染色体核型正常的健康子代。

地中海贫血基因基因突变检测

地中海贫血是由于人类珠蛋白基因的突变引起的,包括 α 和 β 两种类型, α 地中海贫血的胎儿,在孕中晚期容易出现宫内死亡或早产后死亡等不良妊娠结局；β 地中海贫血可导致胎儿死亡或残疾。

夫妇双方携带地中海贫血基因基因突变，自己可能不会发病，但是子代的发病风险会大大增加。因此，在广东省、广西省和海南省等地中海贫血高发的地区，育龄夫妇进行地中海贫血基因突变检测，同时配合胚胎植入前遗传学诊断（PGD）或产前诊断，可以预防地中海贫血患儿的出生。

性传播疾病检查

主要包括梅毒、艾滋病、疱疹病毒和衣原体等检查。有嫖娼等不洁性行为的男人在生育二胎前，最好去正规公立医院的性病科检查一下。发现有性病时一定要及时治疗，以免影响女方怀孕和下一代健康。

必要时使用辅助生殖技术

男方经过上述准备，就可以尝试怀孕了。但是未采用避孕措施并尝试怀孕 1 年以上，女方仍未怀孕，就算是不孕不育了。这时要尽快来生殖医学中心就诊，必要时可以在医生的指导下选择人工授精和试管婴儿等辅助生殖技术，提高怀孕成功率。

经典答疑

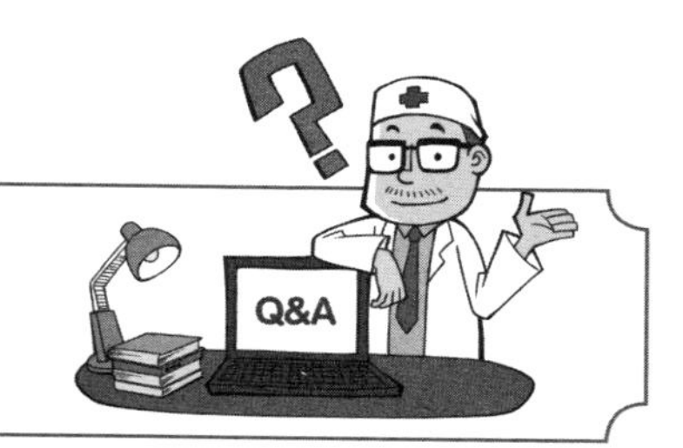

◆内裤材质会影响精子数量吗?

问:我喜欢穿棉质的衣物,但棉质内裤吸汗后不容易干,坐久了会有湿漉漉的感觉,而化纤类的内裤,我又怕会对生育有影响。请问,男性选择内裤要注意什么?

答:内裤是贴身之物,并且是与生殖器官紧密接触的,选购时有一些注意事项。

(1)材质。研究发现,化纤类内裤的确会引起男性少精症。穿纯聚酯内裤的男性,14个月后,近40%的人精子数量明显减少;穿半棉半聚酯混纺内裤的男性,10个月时,约9%精子数量下降;穿纯棉内裤者,精液没有变化。原因在于,化纤类内裤会提升睾丸温度,降低血浆激素水平。此外,化纤类内裤还会在阴茎组织内产生静电场,削弱男性性功能。

而棉质内裤确有吸汗不易干的问题,所以,多汗体质、经常驾车的男性不宜经常穿纯棉内裤,可以选择吸汗且易干的材质。

(2)松紧。过紧的内裤会使阴茎遭受压迫,长时间如此,会导致阴茎变形。因此,应选择松紧舒适的内裤。

(3)颜色。内裤的颜色是使用染料染出来的,过深的颜色,用的染料自然也多；太白的内裤，则可能是过度漂白。可选择一些淡颜色的内裤。

另外，内裤最好单独手洗，而不要与其他衣物混合在一起洗。

◆男青年不宜多泡温泉？

问：我最近约一个朋友去泡温泉，谁知他竟拒绝了，还说男生不宜多泡温泉。我有点愕然。请问，这说法是否有道理？

答：如果你了解男子阴囊的生理结构，你大概就会对此问题有所理解和认同。很多人都知道，睾丸是产生精子的地方，而阴囊则是睾丸的温度调节设备，温度比体温低 2~3 摄氏度，以保证精子的健康生成。所以，阴囊在结构上必须“悬挂”在体外，以减少体温对其的影响。

有人对喜欢蒸气浴（桑拿浴）的男性作过相关研究。结果发现，多次蒸气浴后，这些男子的精子数减少了，精子活力也减弱了，未成熟的精子和畸形精子数量也增加了。进一步的研究表明，如果男性每周泡温泉或热水浴 3~4 次，温度在 40 摄氏度以上，其产生的未成熟精子或畸形精子比例均明显升高，而且，随着水温增高和洗浴次数增加，正常精子的数量和活力也随之下降。长此以往，最终可导致男性不育。

所以，男青年不宜多泡温泉是有道理的。当然，各位男青年也无须谈温泉色变，只要不过度，偶尔泡一两次，影响也不大。

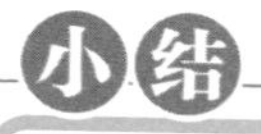

小结

1. 少睡、久坐、烟酒、高温、高危职业、不良饮食结构等不良生活习惯和生活因素，会损害男性生殖健康，容易引起男性不育症和性功能障碍，男性朋友应当注意防范。

2. 夫妻双方也要把握好“造人”的时间。通常，在排卵期过性生活，女性怀孕的机会更大。

3. 计划生育二胎的父亲，最好提前3~6个月就开始调整生活习惯、科学合理饮食和脱离有害环境。

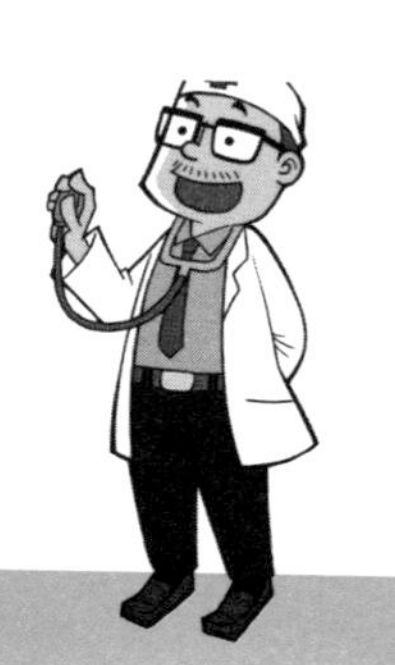

最高效的看病流程

聪明就医篇

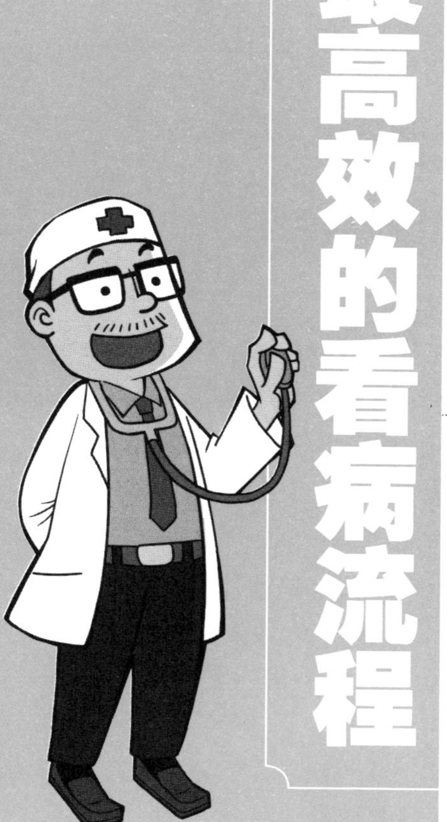

PART 1 男性不育，应看生殖男科

不少男士误以为自己没有生育能力，失望自卑。细察发现，他们或看错门诊，依赖所谓的“生精”“壮阳”秘方或偏方；或被非专业医生耽误治疗或误判。

其实，不少不育男性患者若及时纠正认识误区，并转而正规治疗，是可以通过药物治疗或辅助生殖技术，如人工授精或试管婴儿等方法，顺利生育宝宝的。

看不育，首先是要找对科室。目前国内公立医院的男科门诊，主要依托于泌尿外科或生殖中心，诊疗范围都包括所有的男科疾病，但是侧重点不同。

大部分医院的男科门诊是依托于泌尿外科的，可以称为泌尿男科。泌尿男科主要侧重于诊治一些需要手术治疗的男科疾病，如精索静脉曲张和包皮过长等，还有一些影响排尿的男科疾病，比如前列腺炎和前列腺增生等。

还有一种男科门诊是依托于生殖中心的，可以称为生殖男科。顾名思义，生殖男科就是诊治男性生殖系统的疾病，一般不做那些需要住院的手术，但是可以做人工授精和试管婴儿等辅助生殖技术。生殖男科主要侧重于诊治男性不育症，还有一些与生育相关的男科疾病，如勃起功能障碍、早泄、射精困难、性欲低下等性功能障碍，慢性前列腺炎、附睾炎、精囊炎等附属性腺炎症、卡曼综合征等性腺功能低下症，还有生殖健康和优生优育咨询等。治不育症不是难题，大多数人

是因为绕了弯路。认清误区,接受正规治疗,大部分的不育症能治好。

因此,男性不育患者,应该去看生殖男科或泌尿男科中专门治疗不育的医生。

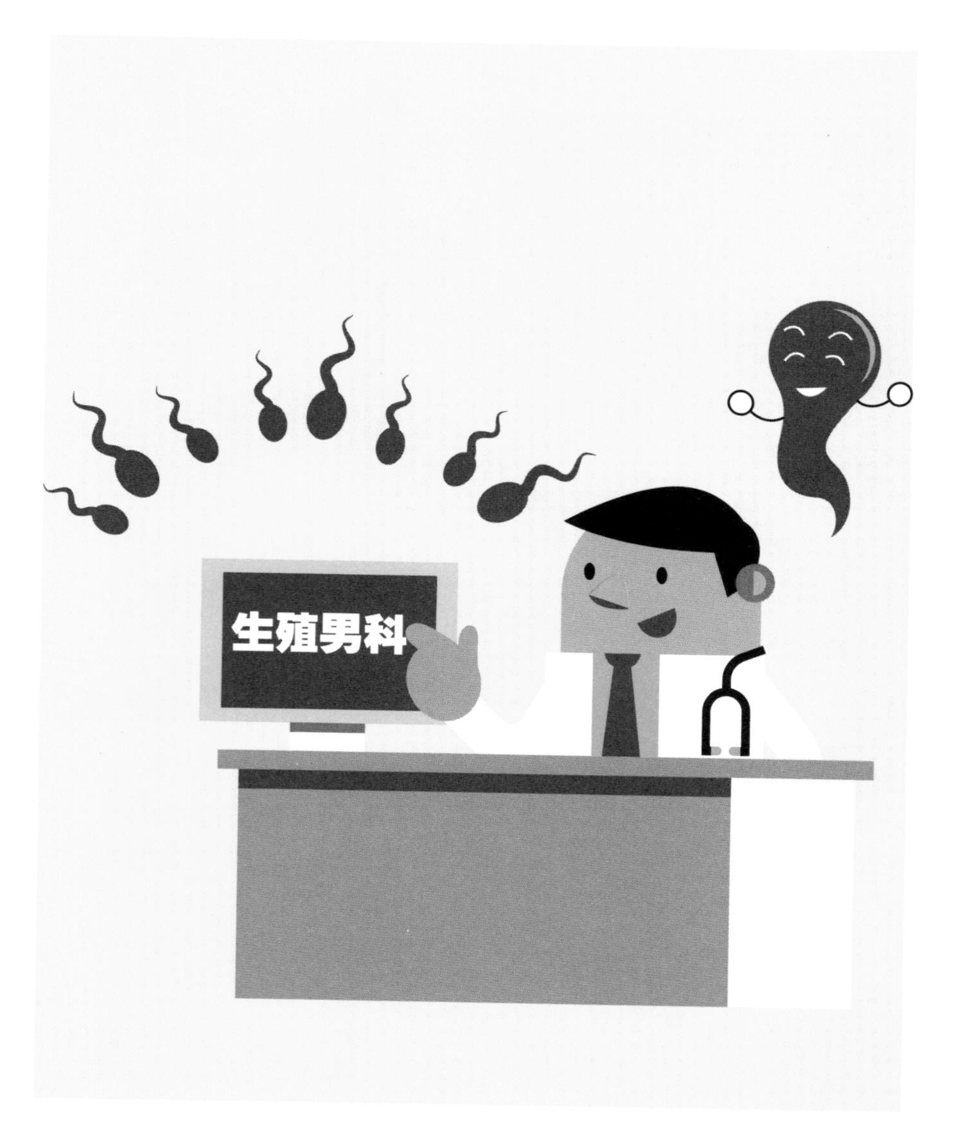

PART 2 不育患者如何看病

——看病时的沟通技巧和注意事项

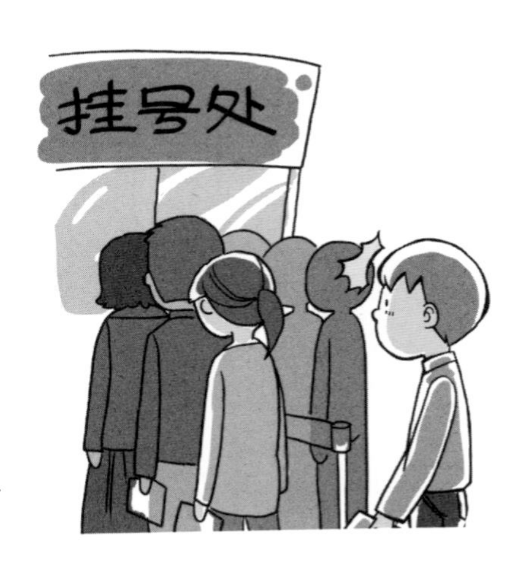

男性不育症、性功能障碍、前列腺炎等男科疾病，困扰着广大男性朋友。得了男科疾病，怎么看病呢？看病时，如何跟医生沟通？建议您注意以下几点，做一名“会看病的男科患者”。

正确选择医院和医生

正确选择医院和医生，对于男科患者是头等重要的大事。目前，我国公立医院的男科门诊和男科医生非常少，民营男科医院的水平良莠不齐，误诊误治和诈骗等现象很常见，甚至有一些男科患者被骗得倾家荡产和精神错乱。男科患者可以通过好大夫在线网站(http://www.haodf.com/)等医疗服务专业网站，搜索附近的医院和医生，要选择那些医德和医术好的医生，就诊前可以先咨询一下，了解挂号和就诊程序。建议选择公立三甲医院的男科或泌尿外科医生，以免耽误病情和上当受骗。

做好看病前的准备

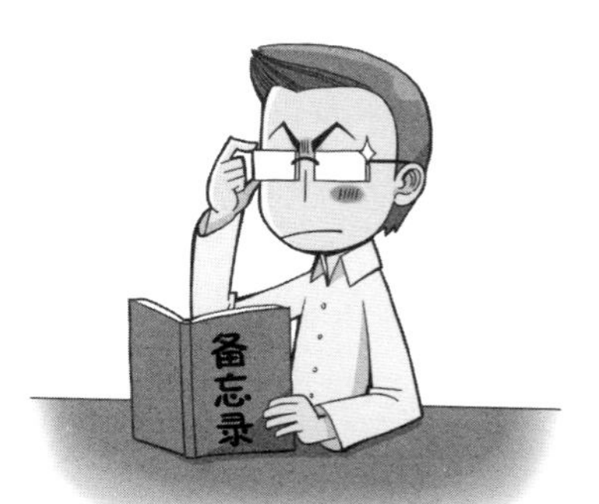

(1)收集和整理好已有的检查结果和病历本,放到袋子里。带齐资料去看病,既方便医生快速了解病情,又可以避免重复检查,节省时间和金钱。看不孕不育的夫妇,男女双方的资料要分开放置,不要混在一起,精液检查等化验单要按照检查时间排好顺序。

(2)准备化验精液的患者,就诊前要禁欲不射精3~6天,注意不要超过7天,检查前要睡好觉休息好。

调整好心态

坦然面对病情,对疗效有合理的期望值。很多男科疾病是慢性病,治疗周期往往要若干个月甚至若干年,坚持治疗很重要。即使病情严重和难以完全治愈,也要坦然接受现实,毕竟男科疾病往往只是影响生活质量和生育,一般不会危及生命。

叙述病情时要抓住重点

患者正确叙述病情对于男科疾病的诊断和选择治疗方式非常重要。然而,由于男科门诊患者很多,每个人的看病时间往往只有短短几分钟,因此叙述病情时一定要抓住重点——本次看病想解决的主要问题,先讲目前的病情,再讲以前的病情。不同的疾病,有不同的叙述病情方式,下面举几个例子供参考。

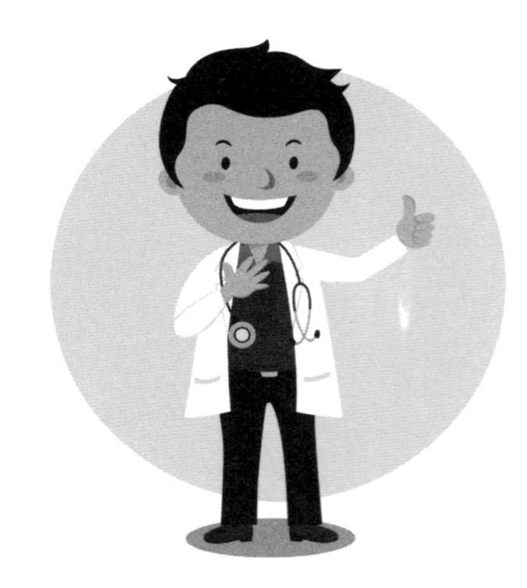

(1)男性不育患者：医生您好！我跟老婆没有采取避孕措施1年多了，老婆一直没有怀孕，以前曾经让前女友怀孕和人工流产过1次，平时性生活比较正常，没有什么不舒服，这是我的检查结果，我们想要个孩子。

(2)女方反复流产患者：医生您好！我老婆去年怀孕6周时就因为胎儿死亡流产了，今年怀孕5周时也不知道什么原因就流产了，我们想怀上之后能够保住孩子，我要做一些检查吗？

对于医生的问题，一定要如实回答，千万不要隐瞒或说谎。如果对问题不明白，可以让医生再讲清楚一点。如果不想让家属知道病情，可以让家属在门外等候，再悄悄告诉医生。医生讲解病情、检查和治疗方法时，一定要认真听，必要时拿笔记录下来。先听明白了，再提问题，注意不要在医生还没有讲完时就问问题，因为这样会干扰医生思路，也很不礼貌。看病结束时，注意问清楚交费和检查地点、下次来复诊时间等事宜。

提高门诊就医效率的 5 个技巧

1 熟悉地形
2 特需门诊
3 备齐物品
4 避开高峰
5 提高效率
3 2 1

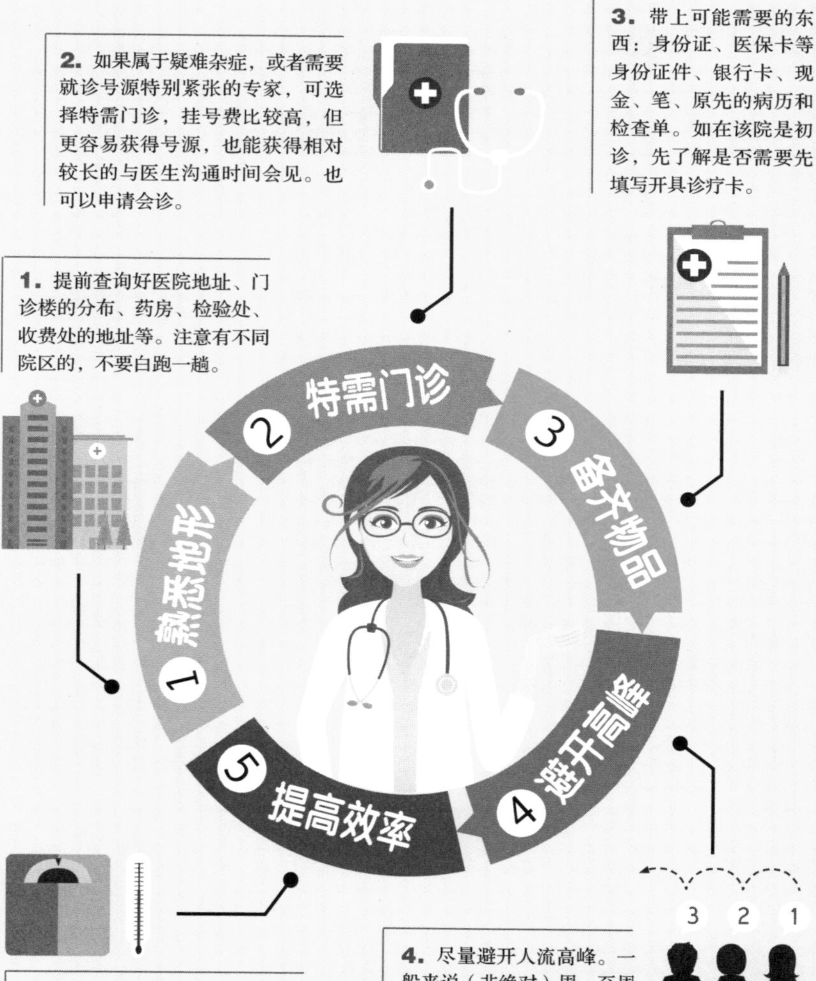

1. 提前查询好医院地址、门诊楼的分布、药房、检验处、收费处的地址等。注意有不同院区的，不要白跑一趟。

2. 如果属于疑难杂症，或者需要就诊号源特别紧张的专家，可选择特需门诊，挂号费比较高，但更容易获得号源，也能获得相对较长的与医生沟通时间会见。也可以申请会诊。

3. 带上可能需要的东西：身份证、医保卡等身份证件、银行卡、现金、笔、原先的病历和检查单。如在该院是初诊，先了解是否需要先填写开具诊疗卡。

4. 尽量避开人流高峰。一般来说（非绝对）周一至周三上午，专家最全，但就诊人数也最多。上午看病的人多，下午少。（当然，需要抽血检查的项目通常都要在上午）。

5. 如果需要进行多项检查，先去需要预约的项目（如b超、MR/CT）。再去做不需预约的项目。

◆一些预约方式仅支持有该院诊疗卡者，初诊者可以尝试别的方式。

PART 3 男性不育，应同时检查女方

成年男女同居一年、有正常性生活、没有采取避孕措施而仍没怀孕时，就需要对双方的生育能力进行评估，看问题是出在男方还是女方，抑或双方都有。

对于不育夫妇，男女必须同时检查。在临床中以下现象屡见不鲜：在发现男方有问题后，女方没有接受检查。男方治疗了五六年，配偶还是怀不上，最后给女方做输卵管造影，结果发现两侧输卵管都不通。这样岂不是白白浪费了五六年的时间？

目前男性不育症的治疗，明确推荐的诊疗方案有限。很多男科医生，最迷惘最痛苦的，就是患者问及预期治疗结果如何。对于最终的治疗效果，医生们往往也不能确定。可能医生认为某对夫妻不能生育了，但半年之后妻子却怀上了；有些治疗前认为可能会怀孕，可治了半年甚至一年仍未能成功，患者会找医生询问："医生，你不是说我精子很好能生育吗，为什么我老婆还是怀不上呢？"所以，作为男科医生，应当尽可能详细明确告知患者夫妇相应的诊疗程序，按照伦理学要求，必须严格遵循无伤害原则。

调查资料显示，婚后第一年的怀孕率最高；此后，随着时间的推移，其成功怀孕的概率会逐步降低。所以，当出现上述情况时，应及时到医院就诊。

在对不育男性进行检查时，不能忽视配偶的作用，应该对其配偶

进行全面的生育能力的评价和相应的治疗，如不排卵、排卵不规律、生殖道感染、内分泌激素水平紊乱、高泌乳素血症、子宫内膜异位症、免疫性不育、输卵管阻塞等。对女性的有效治疗,常可不同程度弥补男性生育能力的低下,在不进行任何治疗的情况下,可使部分轻中度生育能力低下的男性获得自然生育能力。

小结

1．男性不育,最好看生殖男科。有些医院尚未开设“生殖男科”,那就要在“泌尿男科”中寻找专门看不育的医师。

2．看不育时要有正确高效的沟通技巧和注意事项,做一名“会看病的男科患者”。

3．在对不育男性进行检查时,应同时检查其配偶,对女方进行全面的生育能力的评价和相应的治疗。

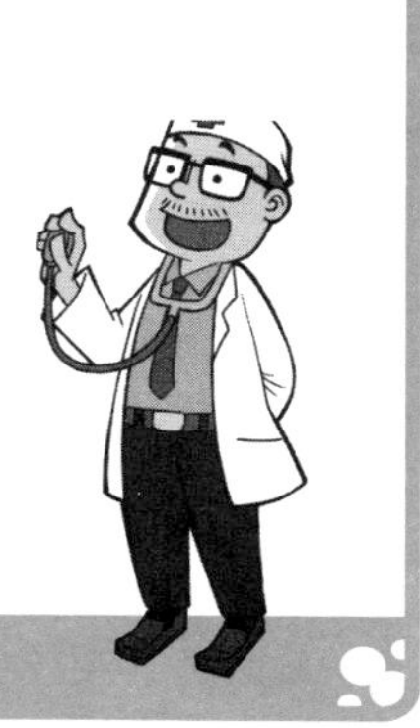

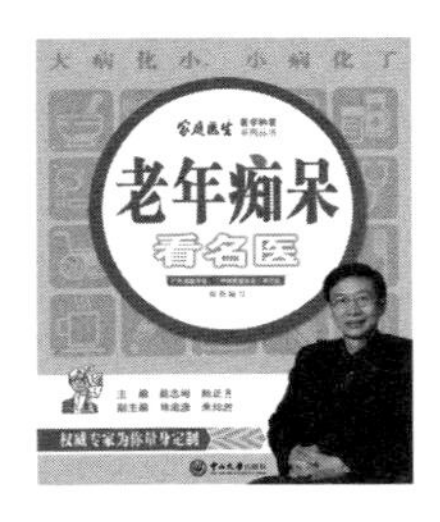

《老年痴呆看名医》

主编简介：

姚志彬，中山大学中山医学院教授，博士研究生导师，广东省医学会会长。**陆正齐**，中山大学附属第三医院神经内科教授，博士生导师。

内容简介：

阿尔茨海默症是老年人痴呆的重要原因，它不是正常的老化，而是一种疾病！它不仅夺走患者的记忆，也可能让他们丧失思考、行为的能力，给家庭带来困境。本书将告诉您如何尽早发现老年痴呆的苗头，并积极处理；告诉您如何科学爱护大脑，让它更年轻。同时也为有老年痴呆患者的家庭提供具体可行的日常照护指引。

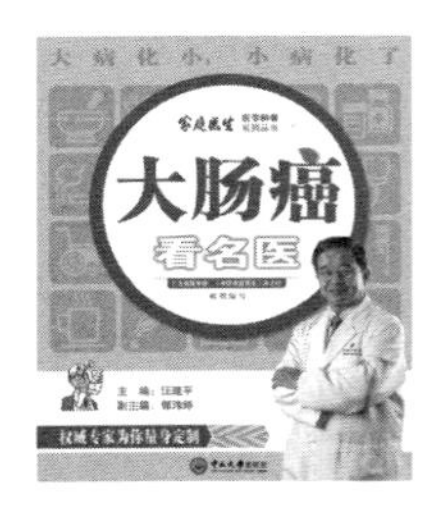

《大肠癌看名医》

主编简介：

汪建平，中山大学附属第六医院结直肠外科主任，中华医学会理事，广东省医学会副会长，广东省医师协会副会长。

内容简介：

大肠是健康的"晴雨表"，很容易随身体状况的变化而发生问题，而人们最易忽视细微的身体变化，如最常见的便秘和腹泻，这其中可能隐藏着重大疾病，比如逐年高发的大肠癌。本书最重要的目的，是要带给读者一个忠告：是时候关心一下您的肠道了。关注自己的肠道，会带来无比珍贵的健康。

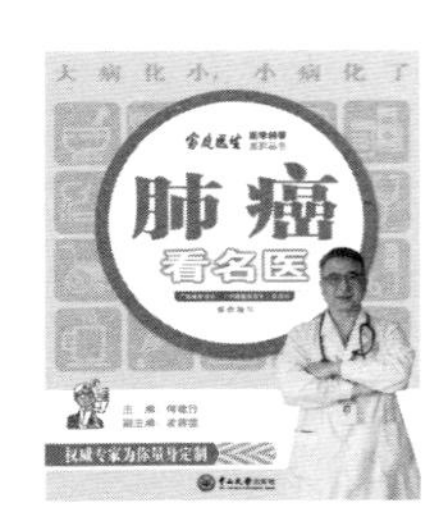

《肺癌看名医》

主编简介：

何建行，广州医科大学附属第一医院院长、胸外科教授，原卫生部有突出贡献中青年专家，国务院特殊津贴专家，中央保健专家，中国十大口碑医生，广东省医学会胸外科学分会首届主任委员。

内容简介：

肺癌，一直高居我国癌症发病率的第一位。为什么会患上肺癌？早期怎么发现，该做哪些检查？如何选择治疗方案？……种种问题困扰着患者和家属。本书以通俗的语言、图文并茂的方式，全面介绍肺癌的病因、检查及治疗手段，给患者提供贴心、权威的诊疗指南。

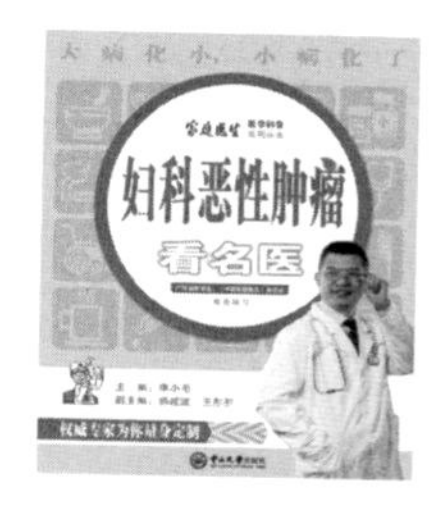

《妇科恶性肿瘤看名医》

主编简介：

李小毛，中山大学附属第三医院妇产科主任兼妇科主任，教授，博士研究生导师，妇产科学术带头人。

内容简介：

为什么会患上妇科恶性肿瘤？早期如何发现？做哪些检查能尽快、准确知晓病情？选哪种治疗方案？出院后，身体的不适如何改善？……本书以通俗的语言、图文结合的方式，介绍宫颈癌、子宫内膜癌、卵巢癌的病因、相关检查、治疗、高效就医途径等，是患者及其家属贴心、权威的诊疗指南。

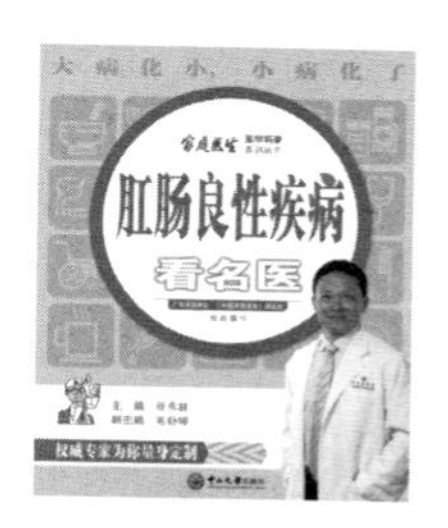

《肛肠良性疾病看名医》

主编简介：

任东林，主任医师，医学博士，外科学教授，博士研究生导师，中山大学附属第六医院运营总监，肛肠外科、中西医结合肛肠外科、盆地治疗专科主任，中国中西医结合学会大肠肛门病专业委员会主任委员，世界中医联合会肛肠专业委员会副主任委员。

内容简介：

我国肛门直肠良性疾病患者数以亿计。最常见的肛门良性疾病包括痔、肛瘘、肛裂、肛周脓肿、肛周肿物、藏毛窦等。肛肠缘何会生病？如何防？如何治？本书以活泼的语言、生动的图示，为您讲述。权威科学、贴近生活，力求切实为患者排忧解难。

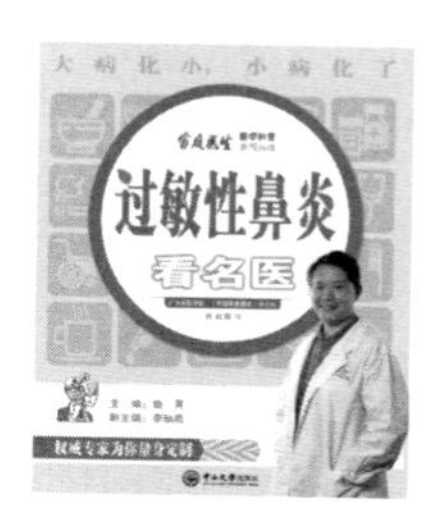

《过敏性鼻炎看名医》

主编简介：

赖荷，广州医科大学附属第二医院过敏反应科主任、主任医师，中华医学会变态反应学分会常务委员，中国医师协会变态反应医师分会常务委员，广东医学会变态反应学会分会主任委员。

内容简介：

在 21 世纪，过敏成了一种时代病。其中过敏性鼻炎在全球的发病率在 10%~25%，有逐年增加趋势。有人认为，过敏性鼻炎不治也没什么大不了。事实上，30%~40% 的过敏性鼻炎会继续发展成支气管哮喘。本书旨在普及过敏性鼻炎的医学常识，图文并茂，语言力求通俗易懂，给读者以全方位的实用指导。

家庭医生 医学科普丛书

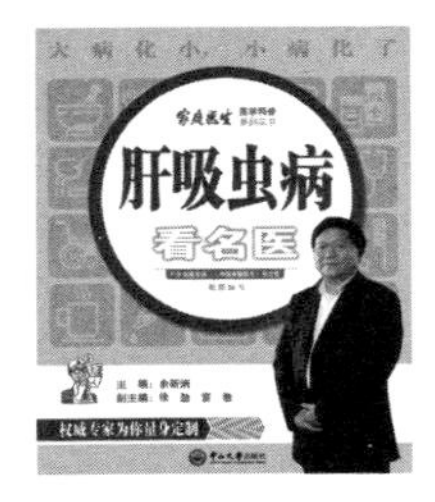

《肝吸虫病看名医》

主编简介：

余新炳，中山大学中山医学院教授，博士研究生导师，国家医药监督管理局药物评审专家，广东省寄生虫学会理事长。

内容简介：

得了肝吸虫病要怎么办？需要做哪些检查？有没有遗传性？如何确定体内已无虫卵？怎样预防这种疾病？本书以简明、通俗的语言，向读者介绍肝吸虫病的致病原因、自检方法、治疗手段和预防措施等知识，同时，还提供一些高效就诊的小技巧，既突出阅读的趣味性，又兼顾知识的系统性和全面性，使读者可以轻松掌握肝吸虫病的基本知识。远离肝吸虫病，从这里开始吧！

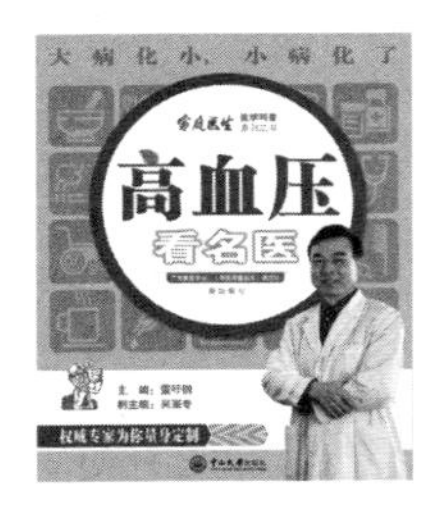

《高血压看名医》

主编简介：

董吁钢，中山大学附属第一医院心血管医学部主任，教授，博士研究生导师，广东省医学会心血管病分会高血压学组组长。

内容简介：

我国的血压控制率只有6.1%，高血压病人中约75%的人吃了降压药，血压还是没有达标。吃药为啥不管用？血压高点有啥可怕？为何要严格控制血压？顽固的高血压如何轻松降下来？防治高血压的并发症有何妙招？……以上种种疑问，在这本书里，都能找到您看得懂的答案。

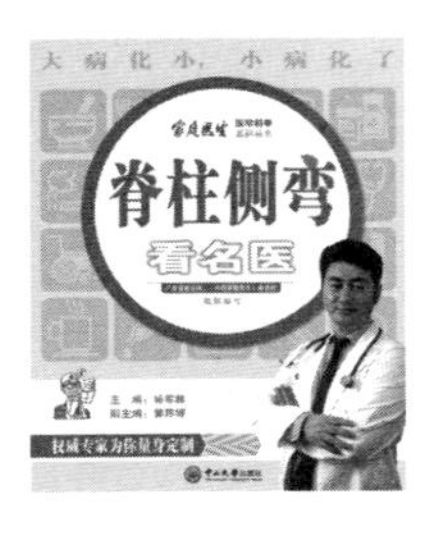

《脊柱侧弯看名医》

主编简介：

杨军林，中山大学附属第一医院脊柱侧弯中心主任、教授，广东省新苗脊柱侧弯预防中心主任。中华医学会骨科分会小儿骨科学组委员，中国康复医学会脊柱畸形委员会副主任委员。

内容简介：

什么是脊柱侧弯？如何自查脊柱侧弯？脊柱侧弯要怎么矫正？会不会耽误孩子的学习和发育？……本书以通俗的语言、图文并茂的方式，全面介绍脊柱侧弯的成因、检查和诊治办法，为读者答疑解惑，提供贴心、权威的诊疗指南。

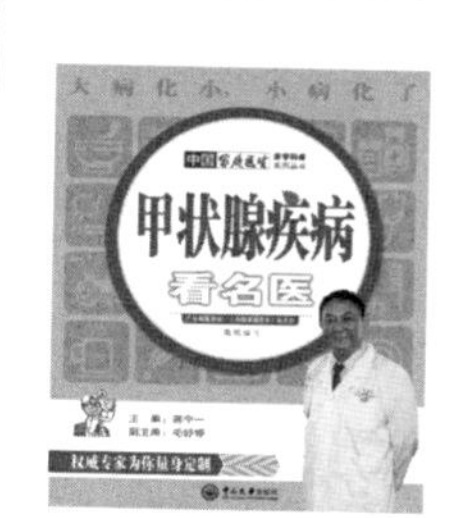

《甲状腺疾病看名医》

主编简介：

蒋宁一，中山大学孙逸仙纪念医院核医学科主任医师，教授，博士研究生导师，中华医学会核医学分会治疗学组组长。

内容简介：

当今生活压力大，节奏紧张，甲状腺疾病的发病率有上升趋势。甲状腺最常生哪些病？生病的甲状腺该如何治？……本书以通俗易懂的语言、生动活泼的图片聚焦甲状腺疾病，向广大读者介绍甲状腺的生理功能及其常见病的防治知识。患者最关心、最常见、最具代表性的疑问都能从本书中得到解答。

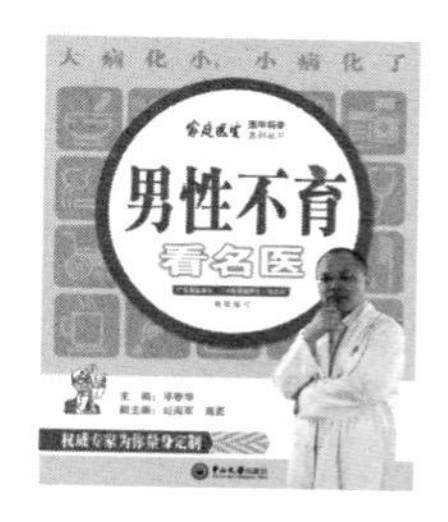

《男性不育看名医》

主编简介：

邓春华，中山大学附属第一医院男科主任，教授，博士研究生导师，中华医学会男科学分会候任主任委员。

内容简介：

二孩政策全面放开，孕育话题再次被引爆。然而，大量不育男性却深陷痛苦之中。不育男性如何通过生活方式的调整走出困境？医生如何借助“药丸子”“捉精子”“动刀子”等手段，让患者“绝处逢生”？患者与男科医生之间如何高效沟通？……本书语言通俗易懂，不失为男性不育患者走出困境的一份权威指南。

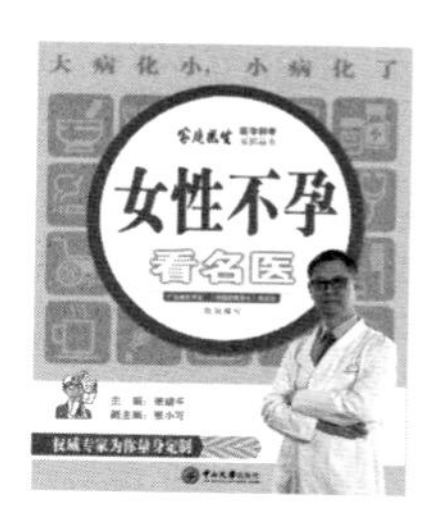

《女性不孕看名医》

主编简介：

张建平，中山大学孙逸仙纪念医院妇产科教授，博士研究生导师，学术带头人，中华妇产科学会妊娠期高血压疾病学组副组长。

内容简介：

不孕不育，一种特殊的健康缺陷。不孕女性需要做哪些相关检查和治疗？如何通过生活方式的调整走出困境？不孕女患者的诊治有怎样的流程？试管婴儿能解决所有的问题吗？……本书以通俗易懂的语言，全面介绍了女性不孕的病因、相关检查、治疗手段及高效就医途径，不失为女性不孕患者走出困境的一份权威指南。

家庭医生 医学科普丛书

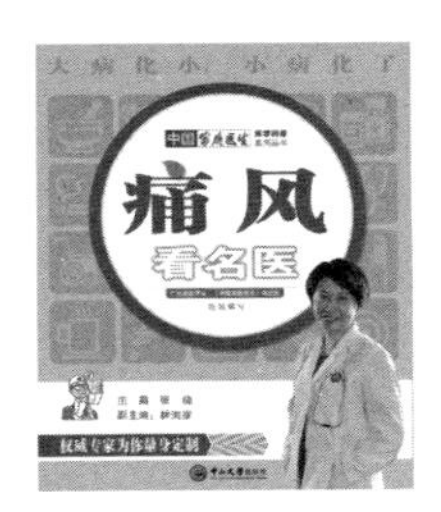

《痛风看名医》

主编简介：

张晓，广东省人民医院风湿科行政主任，中国医师协会风湿免疫科医师分会副会长，广东省医师协会风湿免疫分会主任委员，广东省医学会风湿免疫分会副主任委员。

内容简介：

得了痛风，便再也摆脱不了随时发作的剧痛？再也离不开药罐子的生活？再也无缘天下美味，只能索然无味地过日子？……专家将带给您关于痛风这个古老疾病的全新认识：尿酸是可以降的，痛是不需要忍的，而美食同样是不可辜负的。本书以图文并茂的方式，给痛风及高尿酸血症患者一份医疗、饮食、运动、行为全方位生活管理指导。

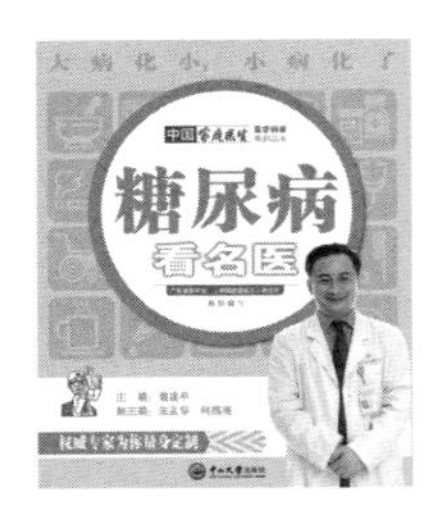

《糖尿病看名医》

主编简介：

翁建平，中山大学附属第三医院教授，博士研究生导师，内分泌科首席专家，现任中华医学会糖尿病学分会主任委员。

内容简介：

怎样知道自己是否属于糖尿病危险人物？患了糖尿病如何通过饮食方式的调整、行为方式的改变以及药物治疗来稳定血糖？如何有效地与医生沟通……本书以通俗易懂的语言、图文并茂的方式，全面介绍糖尿病的病因、相关检查、治疗手段及高效就医途径，给糖尿病患者一份医、食、动、行的全方位生活管理指导。

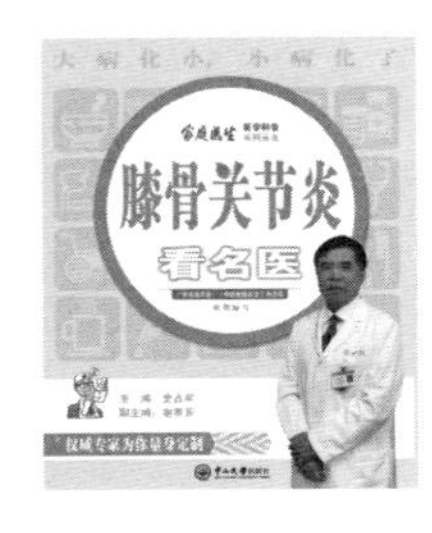

《膝骨关节炎看名医》

主编简介：

史占军，南方医科大学南方医院关节与骨病外科主任，教授，主任医师，博士生导师，广东省医学会关节外科学会主任委员。

内容简介：

中老年膝关节疼痛占了骨科门诊二分之一的病人，主要原因就是骨性膝关节炎。生活中怎么才能养护珍膝，延缓退化？跑步、爬山如何不伤膝？得了膝骨性关节炎如何选择合适的运动方式？疼痛如何避免？……本书以通俗易懂的语言，图文并茂的方式，给膝关节炎患者一份医疗、饮食、运动、行为的全方位生活管理指导。

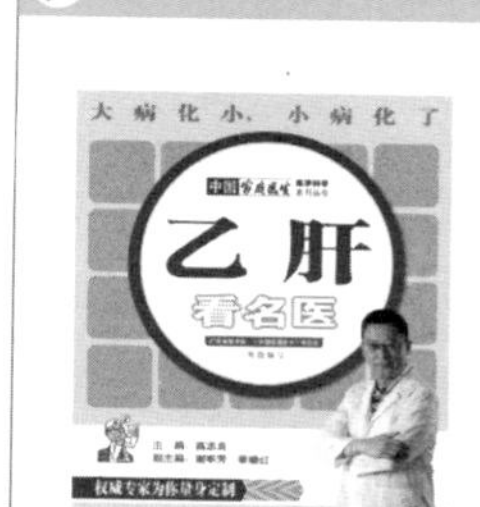

《乙肝看名医》

主编简介：

高志良，中山大学附属第三医院肝病医院副院长，感染性疾病科主任，教授，博士研究生导师，广东省医学会感染病学分会主任委员。

内容简介：

本书由著名肝病专家高志良教授主编，聚焦乙肝话题，进行深度剖析：和乙肝病毒感染者进餐会传染乙肝吗？肝功能正常需不需要治疗？乙肝患者终生不能停药吗？乙肝妈妈如何生下健康宝宝？患者与医生之间如何高效沟通？……想知道答案吗？请看本书！

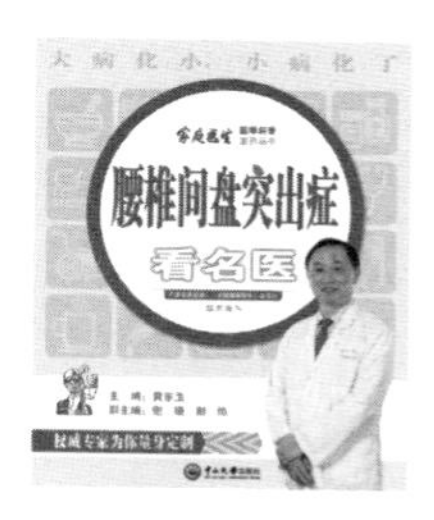

《腰椎间盘突出症看名医》

主编简介：

黄东生，中山大学孙逸仙纪念医院脊柱外科教授，主任医师，博士研究生导师。广东省医学会脊柱外科学分会前任主任委员，中国医师协会骨科医师分会脊柱畸形委员会委员，国际内固定学会AOSpine 中国区理事兼脊柱培训中心主任。

内容简介：

腰痛缠身，是否意味患上了腰椎间盘突出症？腰椎间盘突出症患者，如何治疗、保健、聪明就医？本书以通俗易懂的语言、图文并茂的方式，介绍腰椎间盘突出症的症状、病因、治疗、日常保健及高效就医知识，为患者提供"医、食、住、行"全方位指引。

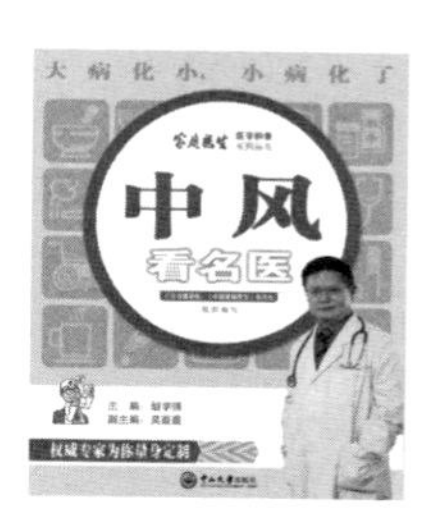

《中风看名医》

主编简介：

胡学强，中山大学附属第三医院神经病学科前主任，教授，博士研究生导师，广东省中西医结合学会脑心同治专业委员会主任委员。

内容简介：

中风又称脑卒中。中风先兆如何识别？中风或疑似中风，要做哪些相关检查和治疗？中风救治一刻千金，其诊治的标准流程是怎样的？如何调整生活方式，防患于未然？……本书以通俗易懂的语言，全面介绍了中风的病因、相关检查、治疗手段及高效就医途径，不失为读者的一份权威指南。

家庭医生 医学科普丛书

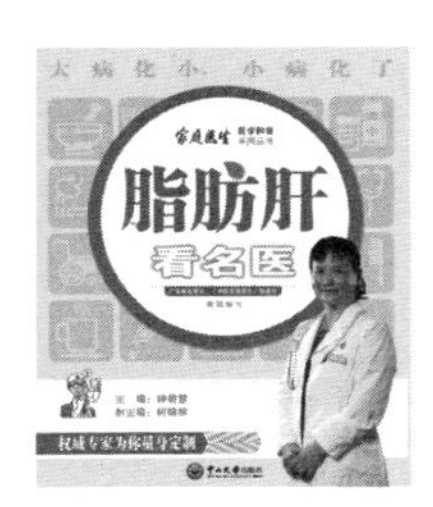

《脂肪肝看名医》

主编简介：

钟碧慧，中山大学附属第一医院感染科主任，教授，博士研究生导师，广东省医学会肝脏病学分会副主任委员。

内容简介：

随着饮食结构和生活习惯的改变，脂肪肝已成为我国第一大慢性肝病。怎样知道自己是否有脂肪肝？脂肪肝有哪些危害？患了脂肪肝，怎么办？是否再也离不开药罐子的生活？能彻底治愈吗？……专家将为您揭开脂肪肝的来龙去脉，介绍脂肪肝的病因、相关检查和治疗手段。书中内容科学、语言通俗、图文并茂，让您在轻松阅读之余，掌握脂肪肝的防治之道。

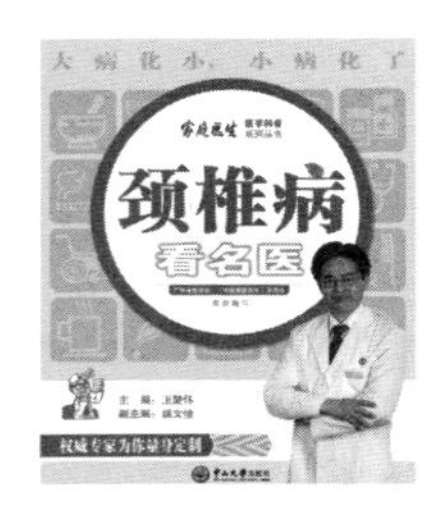

《颈椎病看名医》

主编简介：

王楚怀，中山大学附属第一医院康复科教授，博士研究生导师，中国康复医学会颈椎病专业委员会副主任委员。

内容简介：

颈椎病是日常生活中的常见病、多发病。其类型多样，表现百变。颈椎长骨刺＝颈椎病？得了颈椎病，最终都会瘫？反复落枕是何因？颈椎病为何易复发？颈椎病，如何选枕头？“米”字操，真的有用吗？……本书以通俗易懂的语言、图文并茂的形式，深入浅出地介绍了颈椎病的来龙去脉，让读者在轻松阅读之余，学会颈椎病的防治之法。

小编已恭候多时！

书里装不下的话题，

扫二维码

我们在这里告诉你。

终于等到你，